약무기록 이론과 실제

45疾患の薬学管理チェックシート

編著: 木村 健
共著: 長橋 かよ子、寺沢 匡史、原 隆亮

역자 손기호

군자출판사

약무기록 이론과 실제

45 疾患の薬学管理チェックシート

첫째판 1쇄 인쇄 | 2010년 11월 10일
첫째판 1쇄 발행 | 2010년 11월 15일

지 은 이 木村 健、長橋 かよ子、寺沢 匡史、原 隆亮
옮 긴 이 손기호
발 행 인 장주연
편집디자인 김도희
표지디자인 박미나
발 행 처 군자출판사
등 록 제 4-139호(1991. 6. 24)

본 사 (110-717) 서울특별시 종로구 인의동 112-1 동원회관 BD 6층
Tel. (02) 762-9194/5 Fax. (02) 764-0209
대구지점 Tel. (053) 428-2748 Fax. (053) 428-2749
광주지점 Tel. (062) 228-0252 Fax. (062) 228-0251
부산지점 Tel. (051) 893-8989 Fax. (051) 893-8986

45 疾患の薬学管理チェックシート

ISBN 4-8407-3913-9

www.koonja.co.kr

* 파본은 교환하여 드립니다.
* 검인은 저자와의 합의 하에 생략합니다.

* 파본은 교환하여 드립니다.

ISBN 978-89-6278-335-3

정가 25,000원

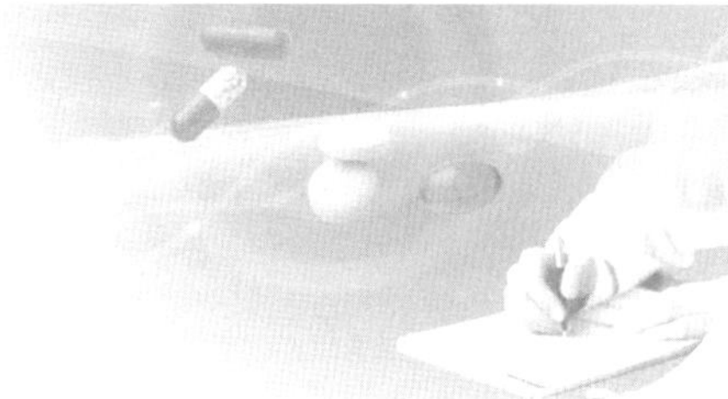

『 발간사 』

언론보도에 의하면 2000년 7월에 의약분업제도가 도입이 되고, 제도가 정착되는 과정 중에 의사단체에서는 약사들도 이제는 반드시 조제기록부를 작성하도록 해야 한다고 요구한 적이 있다. 의료법 제 22조(진료기록부등)에는 [의료인은 각각 진료기록부, 조산기록부, 간호기록부, 그 밖의 진료에 관한 기록(이하 "진료기록부등"이라 한다)을 갖추어 두고 그 의료행위에 관한 사항과 의견을 상세히 기록하고 서명하여야 한다]로 규정하고 있다. 물론 의사단체의 요구 의도를 모르는 바가 아니나 이 시점에서 약사의 주 직무인 조제업무에 관한 기록(조제기록부)의 작성에 대해서는 조제업무의 질 향상과 근거를 만든다는 측면에서 되새겨 봐야 할 부분이라 여겨진다.

우스갯소리로 적자생존이라는 말이 있다. 적는 자가 생존한다는 의미이다. 그만큼 적는다는 것은 중요한 일이다. 아무리 머리가 명석하고 용의주도한 사람이라도 적는 자에게는 당하기가 어렵다. 시간이 지나고 나면 남는 것은 기록 밖에 없기 때문이다.

병원약사들이 현장에서 수행하는 역할과 업적은 아주 많다. 다양한 임상약제업무나 병동약사업무는 차치하고서라도 조제업무에서만도 처방의 적정성 감사,

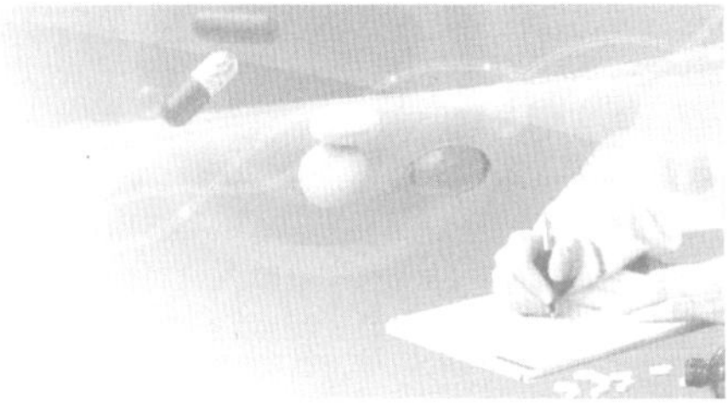

포장 및 라벨링 등 조제공정 행위, 투약 및 복약상담이 있다. 그러나 이러한 엄청난 업무량에도 불구하고 수행 기록이 없으면 약사 수행업무는 일과성으로 끝나버린다. 태양이 떠오르면 어느덧 사라져 버리는 이슬과 같이 시간이 지난 후에 그 환자가 다시 방문하면 또 다시 새로운 환자로 인식한다. 더구나 담당 약사가 바뀌면 완전히 새로운 환자가 된다. 복약 상담 중에 취득한 환자의 특성 파악과 투약과정 중의 특징적인 정보 반영을 완전히 새로 해야 한다. 일종의 소통부재에서 오는 현상이며 환자와 처방의사에게는 신뢰의 문제가 생길 수 있다. 조제업무 외에 행하는 각종 임상약제업무와 병동약사 업무도 마찬가지다. 시간이 지나고 담당약사가 바뀌면서 정보 순환에 단절이 생기고 소통이 막히면서 처음부터 새로 환자 파악 작업을 해야 한다. 환자는 입원과 재원, 퇴원 그리고 다시 외래를 통해서 연속적으로 약사와 접촉하는데 약무기록이 없으면 연결고리가 없어진다. 지속적인 질 향상은 둘째 치고라도 환자와의 신뢰관계가 형성되기 어렵다. 더구나 오류사고와 같은 정밀 검토가 필요한 경우에는 제대로 된 근거가 없어서 해결과 개선의 실마리를 찾기 어렵다.

약사가 약료를 하면서 수행한 내용을 기록으로 남기는 약무 기록은 대단히 중요하다. 근거중심의 약료측면에서 본다면, 조제업무는 아직까지도 근거가 거의 없는 형편이나 약사의 역할을 Medication Outcomes, Medication Safety 측면에서

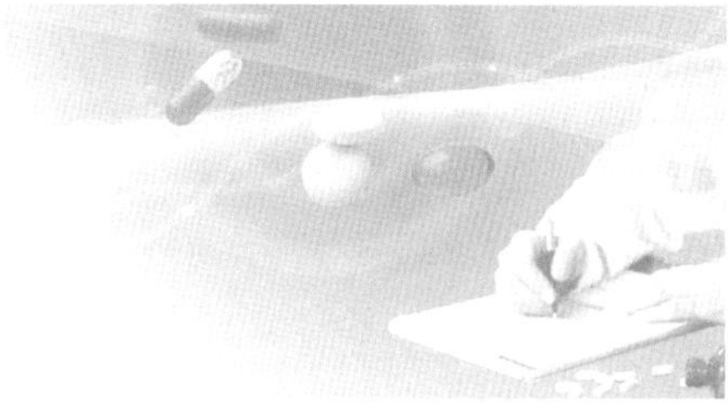

보면 문헌 자료도 풍부하여 비로소 그 근거가 또렷해지는 편이다. 이러한 근거의 원초는 물론 약무 기록이 자리잡고 있다. 이러한 약무기록을 통해서 약료에 대한 근거를 창출하고 약료에 대한 지식과 경험 체계를 구축하면 궁극적으로는 약사 수가 개발 정책에도 긴요하게 활용할 수가 있다.

본 책자는 제가 의료인들의 의무기록에 해당하는 약사에 의한 약무기록의 중요성을 제시하겠다는 취지로 정보를 검색하던 중, 마침 지난번에 한번 편역한 적인 있는 木村 建 교수님이 편저한 '45 질환의 약학 관리 체크시트'가 눈에 들어와 이를 부분적으로 보완하여 편역 출간한 것이다. 본 책자가 나오는 과정에 번역에 도움을 주신 목포 중앙병원의 은종영 부장님과 저희 병원의 김민선 약사, 그리고 교정과 편집과정에 도움을 주신 저희 병원의 이용석 박사와 약물정보실 약사들에게도 감사를 드린다. 아무쪼록 본 책자가 임상현장에서 오늘도 고군분투하는 선후배 동료들에게 좋은 참고서가 되길 바라마지 않는다.

2010년 11월 10일

삼성서울병원 약제부장 손 기호

약무기록 이론과 실제

Contents

약무기록 이론과 실제

Contents

Section 1

I 약무기록 작성

1. 약사 활동의 근거가 되는 기록 작성

약국 및 병원에 있어 약무기록은 단순히 투약이력과 환자의 주호소(chief complaint), 복약 지도 내용 등을 기록해두는 것만이 전부는 아니다. 최근 약사에게는 약의 전문가로서 환자 치료에 도움을 주고 환자가 가지고 있는 문제점을 해결하였다는 결과가 필요해지고 있다. 이런 결과를 가시화하는 것이 불가능하다면 약의 전문가로서 약사는 불필요하다고 할 수 있겠다. 환자와 의사소통을 잘 하더라도, 환자의 약물 치료와 건강관리에 대해 약학적인 시각으로 접근하는 것이 가능하지 않다면, 이 말은 뒤집어서 보면, 이 일을 담당하는 것은 약국 또는, 약사가 아니더라도 괜찮다는 말과 일맥상통하다.

물론 현장에서 약사는 항상 환자를 생각하고, 약의 전문가로서 약물치료에 많은 성과를 내고 있다. 그러나 약사만이 가능한 실적을 제시하라고 하였을 때 약사가 약의 전문가로서 환자 치료에 관여하였음을 가시화하는 증거 또는 근거가 되는 것은 기록밖에 없다.

즉, 의미있는 기록이란 환자에게 안전하고 효과적인 약물 치료를 제공하기 위해서 약사가 무엇을 확인하였는지, 무엇을 행하였는지, 제공한 복약 지도 내용 등을 포함해 구체적으로 기재되어야 한다.

➜ 남는 것은 기록 밖에 없다!

· 약무기록은 약사 활동의 결과이며, 이의 축적이 약사 활동의 증거 및 근거가 된다.

약무기록의 역할

① 팀의료 중 정보를 공유한다.
② 지속적인 환자 관리를 실천하게 한다.
③ 약사 역할을 명확히 한다.
④ 약사의 문제해결능력 교육에 이용된다.
⑤ 법적 증거가 된다.

2. POS에 기초한 환자 치료의 실천

POS (problem-oriented system : 문제지향성 시스템)는 환자의 문제 해결을 최우선하는 관리체제이다.

지금부터 POS의 기초에 대하여 간단히 설명하고자 한다. 여기서의 요점은 기록은 POS를 실천하는데 중요한 역할을 하지만 POS ≠ 기록이라는 것과 SOAP 등의 기록 방식은 POS를 가능하게 하기 위한 수단 중 하나라는 것을 이해해야 한다.

POS ≠ 기록

POS ≠ SOAP

1) POS의 정의

POS는 의료진이 환자가 가진 여러 가지 문제를 이론적으로 해결해 나가기 위한 시스템으로, 이를 위한 의료진간의 의사소통을 긴밀하게 하는 방법론도 중요한 요소이다.

Ⓟ	Problem	환자의 문제
Ⓞ	Oriented	환자의 문제해결을 최우선적으로 생각하는 것
Ⓢ	System	말끔히 정리해서 질서있는 상태로 전환하는 것

POS의 유용성

① 환자의 문제해결
② 환자의 삶의 질(QOL) 개선
③ 논리적 · 객관적 · 지속적 치료의 실시
④ 정보 공유로 팀의료의 연대 강화
⑤ 약사의 문제해결능력 개발
⑥ 임상약학 업무 관여 시점의 명확화
⑦ 생생한 의약품 정보의 집적(集積)

➔ 약사가 수행해야 하는 POS

· 의약품의 적정사용과 관계되는 약학적 문제점을 환자 중심에서 생각하여 팀의료를 통하여 해결해 나가는 것

2) POS의 도입

POS는 1968년 Dr. Lawrence Weed에 의해 제창되었고, 현재 의학과 간호학을 중심으로 널리 보급되어 있다.

POS는 원래 집단을 대상으로 한 시스템이므로 병원에서 의사, 간호사 및 다른 의료진 등과 함께 하지 않으면 그 효과를 충분히 발휘할 수 없다.

POS 방식은 이미 약사 이외에 의사나 간호사에게 보급되어 있기 때문에, 병원 약사는 물론 약국에도 환자 치료에 기여하기 위해서는 POS의 도입이 필수라고 할 수 있겠다. POS는 약료(pharmaceutical care)를 실천하기 위해 대단히 유효한 수단이고, 약사의 POS 도입을 성공시키기 위한 과제는 다음과 같다.

POS 도입을 성공시키기 위한 포인트

① 환자 중심의 문제점을 파악하는 것
② 약사의 중재에 의해 개선 가능한 문제점을 찾아내고, 그 구체적인 개선 결과를 가시화하는 것
③ 기록 등에 의해 약사의 사고(思考) 내용과 활동 내용을 정확하게 전달하는 것

● 기록을 개선하는 목적으로만 POS를 도입하는 것은 실패한다!

POS의 도입 목적이 기록 시간을 단축하기 위해, 혹은 기록 방식을 개선하기 위해서라면 도입에 실패하기 쉽다. POS를 도입한다면 환자의 문제 해결을 가시화하기 위한 기록은 반드시 필요하기 때문에 기록의 작성에 시간이 걸리는 것은 부정할 수 없다.

POS는 약사가 약료 담당자로서 환자의 문제 해결을 실천할 수 있는 직종이라는 것을 실증하기 위한 "사고 방식"으로써 도입되어야 하고, 실제로 그런 실적을 검증하면서 보다 효과적인 결과를 남기기 위한 기록 방법을 검토해 나가는 것이 중요하다.

3) POS의 구성

POS의 목표는 문제를 해결하는데 있다. POS에서는 환자의 문제해결까지의 과정으로 다음과 같은 ① 정보 수집 ② 문제의 명확화 ③ 초기 계획 ④ 실시 · 경과 기록 ⑤ 감사(audit)의 순환(cycle) 과정으로 구성되어 있고 각 문제마다 시행한다.

POS cycle

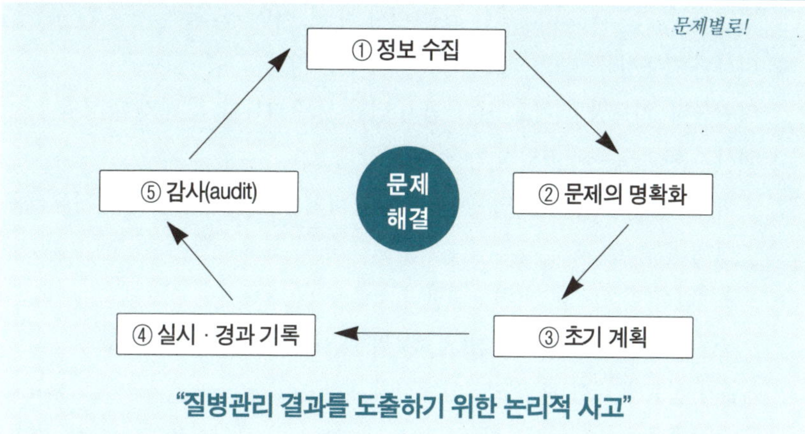

(1) 정보 수집

환자의 문제점을 찾아내기 위해서는 될 수 있는 한 많은 정보를 수집하는 것이 보다 정확하고 빠짐없이 문제를 발견하여 목록을 만드는데 도움이 된다.

● 기초 자료 항목

① Profile (환자 기본 정보 등)

② 병력(주요 호소 증상, 현재 병력, 기왕력(旣往歷), 가족력 등)

③ 진찰소견(vital sign 등)

④ 이화학적 검사 결과

⑤ System review (계통적 검토)

⑥ 약력(藥歷)(타 병원에서의 처방 내용, 일반의약품, 건강기능식품 등도 포함)

● 정보 수집 방법

① 진찰기록 카드로부터의 정보 수집

성명, 생년월일, 성별, 주치의, 진단명, 기왕 · 입원력, 입원일, 입원까지의 과정, 입원전 처방, 약물복용력, 유해반응 및 Allergy 이력, 기호품, 의사의 입원지시, 가족력, 직업, 생활 리듬(식사, 수면, 배변 등) 등

② 의사나 간호사 등 다른 의료진으로부터 얻은 정보
입원목적, 치료방침(치료목적), 환자 면담 시 주의사항, 입원 생활 상황

③ 약사가 환자로부터 직접 얻는 정보(가장 중요!)

- 과거 치료 내용, 복용력, 병용약 유무, 비처방성 일반약 및 건강기능식품 섭취 유무
- 유해반응 및 Allergy 이력 · 생활력(生活歷)의 재확인
- 질병 · 입원목적 · 치료방침(치료목적)에 대한 이해도
- 환자 치료에 대한 관심도와 의료진에 대한 신뢰도
- 복용약에 대한 이해도(약품명, 약효, 용법 · 용량, 복약이행도, 사용상 주의)
- 약사에 대한 신뢰도, 약 복용과 유해반응에 대한 불안도(不安度)

(2) 문제의 명확화

수집한 정보 중에서 문제를 골라 서로 관련된 정보를 일괄 정리한다.

① 문제라고 생각되는 사항을 모두(약물치료에 관계되지 않는 것도 포함) 찾아낸다.

② 찾아낸 정보 중 약사에 의해 해결 가능한 것만을 골라낸다.

③ 관련 있는 정보를 일괄 정리한다.

④ 각각에 제목명(problem name)을 붙인다.

● Problem List (문제 목록)

Problem List는 명확해진 문제에 제목을 붙이고 문제의 내용을 다른 의료진도 이해할 수 있는 형태로 기재한 것으로 약사의 행동 목차(目次)의 역할을 한다.

Problem List 작성 요령

① 문제별로 번호를 붙여(#1, #2, #3,…) 중요한 순으로 나열한다.
② Problem List를 작성할 경우는 일자, 작성자명을 기재한다.
③ 문제 제목은 알기 쉽게 한다.
④ 목차로써 활용할 수 있게 한다.

Problem List 기재 사례

환자명 : ○○○ **면담일** : ○ 年○ 月○ 日 **약사** : ○○○

일자	#	Problem List	종료일
10/23	1	자각증상 소실과 관련된 흡입 스테로이드약의 복약불이행 [목표 : 환자는 약을 올바르게 복용할 수 있다.]	
10/23	2	흡입 스테로이드약 투여와 관련한 유해반응 발생 가능성 [목표 : 환자는 유해반응 없이 안전하게 약물치료를 받을 수 있다.]	

(3) 초기 계획

초기 계획이란, 환자의 문제점 파악 후 그것을 해결하기 위해 실행하는 구체적인 계획을 말한다.

최초에 세웠던 계획이라는 의미에서 "초기 계획"이라고 이름 붙이지만 "약료관리지도 계획" 항목으로 사용해도 무방하다.

이 초기 계획은 다음 3가지 항목으로 이루어져 있다.

초기 계획 기재 사례

환자명 : ○○○ **면담일 :** ○年○月○日 **약사 :** ○○○

10/23 #1 **자각증상 소실과 관련된 흡입 스테로이드약 복약불이행**
[목표 : 환자는 약을 올바르게 복용할 수 있다]

관찰 계획 O (observation plan)

O1 : 복약이행도를 확인한다.

O2 : 약품명, 약효, 용법・용량, 일반적 주의사항 등의 이해도를 확인한다.

치료 계획 C (care plan)

C1 : 복약불이행인 경우 그 원인을 파악하고 경우에 따라서는 다른 의료진과도 협의하여 그 대처 방안을 검토한다.

C2 : 필요하다면 제형 및 용법 변경 등을 검토한다.

교육 계획 E (education plan)

E1 : 환자에게 적절한 복약 지도 및 생활 습관 지도를 실시한다.

E2 : 복약불이행의 원인을 파악하여 지도 및 상담을 실시한다.

(4) 실시 · 경과 기록

문제별로 초기 계획을 실행하고 그 결과를 기록한다. 기록방식은 일반적으로 SOAP 방식이 사용될 수 있지만, 읽는 사람이 알기 쉽고 효율적으로 기재 가능하다면 특별히 형식에 구애받을 필요는 없다.

Ⓢ Subjective (주관적 정보)
환자가 말하는 증상 등을 그대로 기재한다.

Ⓞ Objective (객관적 정보)
객관적 정보에 개인의 판단이나 해석을 개입시키지 않고 사실만을 기재한다.

Ⓐ Assessment (평가)
Ⓢ와 Ⓞ의 정보로부터 분석 · 통합하여 약사로서 판단 · 평가를 시행한다.

Ⓟ Plan (계획)
Ⓐ에 기초한 계획을 구체적으로 기재한다(실시했던 내용도 포함).

경과기록 기재 사례

환자명 : ○○○ **면담일 :** ○ 年○ 月○ 日 **약사 :** ○○○

일자	#1	경과기록
10/23		S : 지난번 흡입약을 받아서 1주일 정도는 매일 흡입하였지만 천식 발작이 나타나지 않아 흡입을 중단하였다. O : 천식 발작 때문에 진찰 → 흡입 스테로이드약 1일 2회 흡입 지시 지난번 2개월 전에 진찰 시 흡입 스테로이드약 1개월분 처방 A : 흡입 스테로이드약은 발작 예방을 위해 자각증상이 개선되어도 본인 판단으로 중지하지 않고 계속해서 사용할 필요가 있다. P : 복약지도 ● 흡입 스테로이드약의 약효, 용법 · 용량에 대해 설명한다. ● 이 흡입약은 천식의 원인이 있는 기도의 염증을 억제해 기도가 좁아지는 것을 개선하고 천식 발작의 정도와 빈도를 경감하는 약이다. 계속해서 사용해야 효과가 나타나기 때문에 본인의 판단으로 중지하지 않도록 설명한다. 의사에게 보고 ● 흡입 스테로이드약의 사용 상황을 보고한다. 흡입 스테로이드약의 사용 상황 등을 근거로 약물치료평가를 실행하도록 제언한다.

(5) 감사(audit)

계획서 작성시 미리 설정한 환자 치료 목표와 약사가 실행한 관리의 결과를 비교하여 목표의 달성도를 판정한 후 계획의 적합 여부를 판단한다. 또한 다른 약사나 의료진의 의견을 반영하여 이후의 약료관리 지도의 내용을 충실히 하는데 이용하며 이러한 새로운 접근은 환자의 문제해결을 가능하게 한다.

① 감사 시기

복약지도 시, 목표 달성 예정일, 치료방침 변경 시, 퇴원 시 등

② 감사를 실행하는 사람

약사 본인, 다른 약사, 다른 의료진 등

③ 감사의 대상

· 결정된 방식으로 기록되어 있는가?

· 목표 달성도

· 실시한 계획이 환자의 문제해결에 도움이 되었는가? 등

3. POS에 기초한 SOAP 약력

병원에서의 기록은 원칙적으로 전 직종들이 공유하기 위해 일정한 규칙에 따른 기록방식을 도입하는 것이 기본이다. 병원에서 폭넓게 POS의 개념을 도입하여 그 결과를 기록에 반영하기 위해서는 POS의 구성에 충실한 기록이 필요하고, 자연히 각 직종의 기록은 "Problem List", "초기 계획", "경과기록(SOAP 방식)"으로 구성되어 있는 것이 많다. 따라서 약무 기록 방식도 이에 준하지 않으면 안된다.

한편, 약국의 약력 역시 POS에 기초한 SOAP 약력이 이상적이지만, Problem List가 없는 약력과 SOAP가 일기처럼 기재되어 약사가 무엇을 확인하였고 무엇을 실행하였는지 알 수 없는 약력이 된 경우가 많다.

POS에 기초한 SOAP 약력의 이상적인 형태로써 「사례 1」에 "석식후에 복용하

는 Mevalotin® (pravastatin)의 복용을 잊어버린 환자" 의 약력 사례를 나타내었다. 여기서의 요점은 Problem List에 약사가 관여해야 하는 문제점이 명확하게 되어 있는 것, 경과기록 중 약사의 평가와 복약지도 시 환자에게 어떤 내용을 전하였는지가 구체적으로 기재되어 있는 것이다. 이정도면 약사가 약료관리지도를 시행하였고 그 결과를 제대로 보여주는 기록이라고 말할 수 있을 것이다.

약료관리지도 기록에 필요한 기재항목

① 환자정보(환자성명 · 생년월일 · 성별 · 보험카드 내용 등)
② 처방정보(의료기관명, 의사 성명 · 처방일 · 처방내용 등)
③ 조제일, 처방내용에 관한 의문점 등
④ 환자의 체질 · 알레르기 이력, 유해반응 이력 등
⑤ 환자 또는 가족으로부터의 상담 사항의 요점
⑥ 복약 상황
⑦ 복용 중 몸 상태(condition) 변화
⑧ 병용약(일반의약품 및 건강기능식품 등을 포함) 정보
⑨ 합병증 정보
⑩ 타과(他科) 진료 유무
⑪ 유해반응이 의심되는 증상 유무
⑫ 음식물 섭취 상황
⑬ 복약지도의 요점
⑭ 복약지도한 약사 성명

● 바람직하지 않은 SOAP 약력기재 사례

SOAP 형식으로 기재하였다고 해서 "좋은 약력" "진보적 약력" "지도(指導)에 대한 수가산정이 가능한 약력"이라고는 말할 수 없다. 바람직하지 않은 SOAP 약력으로는 SOAP 형식을 적용시키고는 있지만 약사가 무엇을 하였는지는 알 수 없는 "결과 Zero 약력", SOAP 중 하나의 항목에 모든 내용을 적어 맥락 없는 기록이 되어 버린 "요점이 불분명한 장문 약력", 환자와 대화한 내용을 기록한 것

일 뿐인 "회화 약력" 등이 있을 수 있다.

원인으로는 약력을 서로 감사하지 않는다거나 꾸준히 약료관리에 약력을 충분히 활용하지 않는 것 등이 있다. 결국은 자기만의 기록, 또는 스스로도 다시 읽지 않는 "자기만족 약력", "기록만을 위한 약력"이 대부분이기 때문이다. 또한, 기록이 얼마나 중요한지를 인식한다면, 시간이 없는 것을 이유로 하는 것은 논외인데, 약료관리 지도의 의의가 평가되기 위해서는 기록 형식을 우선하는 것이 아니라 약료관리의 결과가 보여지는 기록이 있는 것을 가장 우선해야 하기 때문이다.

■ 바람직하지 않은 SOAP 약력		■ 개선책
"결과 Zero 약력"	➔	약사가 관여한 결과를 의식(意識)한다.
"요점이 불분명한 장문 약력"	➔	모든 것을 쓰려고 하지 않는다.
"회화 약력"	➔	환자쪽 확인항목의 요점을 재확인한다.
"자기만족 약력"	➔	보여 주기 위한 기록이 있는 것을 의미한다.
"기록만을 위한 약력"	➔	꾸준히 약료관리에 약력을 활용한다.

(사례 1) POS에 기초한 SOAP 약력 사례

환자명 : ○○○ **면담일 :** ○ 年○ 月○ 日 **약사 :** ○○○

일자	#	Problem List & 초기 계획	종료일
10/23	1	석식후에 복용하는 Mevalotin® (pravastatin)의 복약불이행 [목표 : 환자는 용법에 따라 올바르게 약을 복용할 수 있다.] Op) 복약이행도를 확인한다. Op) 남은 약과 처방일수를 확인한다. Cp) 조식후 복용으로 변경하도록 주치의에게 제안한다. · 약사가 직접 주치의에게 제안 또는 환자가 주치의에게 석식후 복용은 잘 잊어버린다는 것을 알리게 한다. Ep) Mevalotin® (pravastatin)의 용법과 복용의 필요성에 대해 복약지도한다.	

일자	#	경과기록
10/23	1	S : 사실 약이 계속 남아있다. 석식은 가족들이 각각 따로 먹다 보니 뒷정리 등으로 바쁘다 보면 약을 복용하는 것을 잊어버린다. O : Rp, Mevalotin® (pravastatin, 10 mg) 1정, 석식후 28일분 A : 이 환자의 생활 스타일에서는 석식후 용법이 잊기 쉽다고 생각된다. Mevalotin®은 Cholesterol 합성이 이루어지는 밤에 투여하는 것이 바람직하지만 복약이행도 향상을 위해서 주치의에게 조식후 복용으로 용법 변경을 타진해보면 어떨까? P : 복약지도 실시 Mevalotin® 용법의 확인, 석식후 투여의 의미, 복용 필요성 등에 관해 복약지도 실시, 복용을 잊는 것이 계속된다면 주치의에게 Mevalotin®은 석식후 복용을 잊는 경우가 많다고 전해준다. 〈다음번 계획〉 Op) 복약이행도를 확인한다. Op) Mevalotin®의 남은 약과 처방일수를 확인한다.

복약상황	×
체중변화	−
유해반응	−
타과진료	−
병용약	−
음식 등	−

** 기타 필요한 기록항목은 별지에 기입*

4. 결과 중시의 C & P 약력

POS에 기초한 SOAP 약력을 작성할 때, 약사의 실적이 기록에 나타나는 것이 이상적이지만, 일반약국에는 약학적 문제점을 구체적으로 찾아내는 것이 어려운 경우나 SOAP로 지도 내용의 결과를 표현하기 어려운 경우가 많다. 그렇다고 해서, 약료관리의 결과가 적혀 있지 않다면 기록으로써 의미가 없다. 따라서 약료관리 지도의 의의가 평가되기 위해서는 기록 방식을 우선하는 것이 아니라 약료관리의 결과를 나타내도록 기록하는 것을 가장 우선해야 한다.

일반약국의 경우 POS에 기초한 SOAP 약력의 문제점

① 기록(problem list · 초기 계획 · 경과기록 등)에 시간이 걸린다.
② 환자의 약학적 문제점을 찾기 어려울 수 있다.
③ O (객관적 정보)가 적다.
④ 수집된 정보를 S (주관적 정보)와 O (객관적 정보) 중 어디에 기재하는지 잘 모를 수 있다.
⑤ 약사로서의 A (평가)를 기록할 수 없다.
⑥ 복약지도 등 약사가 실시한 것은 P (계획)에 적는 것인가?
⑦ 병원에서 사용하고 있는 기록 형식과 같은 형식이 좋은가?
⑧ 기록으로부터 약사가 관여한 것에 대한 효과가 전달되지 않는다.

그럼, 최소한의 기록 형식으로써 C & P 약력을 이용해보자. 이 형식의 요점은 "약료관리에 의한 환자 Care"의 기록 항목으로 C (check, 약료관리의 확인)와 P (practice, 약료관리의 실천)"를 반드시 기재하는 것이다.

C에는 환자에게 안전하고 효과적인 약물치료를 제공하기 위해 약사가 무엇을 확인하였는지 등에 대해 구체적으로 기재한다. 단지 확인했다는 말을 기록하는 것이 아니라 어떤 약에 의한 어떤 유해반응에 대해 확인하였다는 구체적인 내용을 기재하는 것이 중요하다. P에서는 약사가 환자에게 실행한 것을 구체적으로 기재한다. 약료관리 지도에 대한 수가산정 요건이 되는 복약지도의 내용에 관해서 반드시 기재해야 한다.

환자로부터 얻은 정보 D (data)란에는 우선 S (주관적 정보)와 O (객관적 정보)의 개념은 버리고 환자로부터 얻은 정보를 일괄 정리해서 기재해 놓는다.

Problem List는 별도 제목으로써 별도의 기준으로 기재되는 것이 이상적이지만, 결과 중시의 C & P 약력서는 Problem을 따로 기재하지 않아도 약사의 중재 활동 결과를 나타내 보임으로써 그 목적을 충분히 달성하고 있다. 또한, 그 결과로부터 약사가 어떠한 문제점에 주목하면서 약료관리에 의한 환자 Care를 실천하는지를 알 수 있는 내용이 있다면, POS의 사고방식에 기초한 환자 Care를 시행하고 있다고 말할 수 있겠다.

C & P 약력의 구성

◇ 환자로부터 얻은 정보

D (data)

· 환자로부터 얻은 정보는 일괄 정리해서 간략화한다.
(S (주관적 정보)와 O (객관적 정보)는 특별히 구별하지 않는다.)

◇ 약료관리에 의한 환자 Care

C (check, 약료관리의 확인)

· 약사가 확인한 것을 기재한다.
특별히 유해반응이 없더라도, 약사가 유해반응 발현을 반드시 확인하였다는 결과를 기재한다. 또 상호 작용이 있는 타 병원의 약, 일반(비처방성)약, 건강보조식품이 없다는 것을 확인한 결과를 기재한다.

P (practice, 약료관리의 실천)

· 약사가 환자에게 실시한 것을 기재한다.
약사로서 제안한 것, 환자에게 제시한 정보 등을 기재한다.
약료관리 지도에 대한 수가산정 요건이 되는 복약지도 실시 내용은 반드시 기재한다.

※ Problem은 반드시 기재하지 않아도 좋다. C (약료관리의 확인)와 P (약료관리의 실천)의 기재로부터 환자의 문제점과 약사의 관여를 파악할 수 있는 것이 바람직하다.

「사례 2」에 "Norvasc® (amlodipine)가 정기적으로 처방되고 있지만, 특별히 유해반응 등은 발현되지 않은 자"의 약력 사례를 나타내 보이고 있으므로 참고하길 바란다.

(사례 2) C & P 약력 사례

환자명 : ○○○　　면담일 : ○年○月○日　　약사 : ○○○

환자로부터 얻은 정보 D (Data)	약료관리에 의한 환자 Care
· 증상은 없지만 의사로부터 혈압이 높다고 들었다. · 약은 꼭 먹는다. · 특정 건강 식품을 복용해 보고자 한다. 복약상황: ○ 체중변화: – 유해반응: – 타과진료: – 병용약: – 음식 등: –	C (check : 약료관리의 확인) · 환자는 자각증상 없다. · 금일 혈압 수치 확인(185/98 mmHg) · Norvasc®에 의한 홍조, 저혈압 등의 유해반응 없음. P (practice : 약료관리의 실천) · 복약지도 실시 : Norvasc®를 혈압수치의 변동에 관계없이 지시대로 복용하도록 지도한다. · 특정 건강기능식품을 복용할 지는 의사와 상담하고 결정하도록 설명한다.

〈다음 면담 시 확인사항〉
· 혈압수치를 확인한다.
· 특정 건강기능식품의 섭취 유무를 확인한다.

** 기타 필요한 기록항목은 별지에 기입*

Section 2

Ⅱ PEACS를 사용한 약료관리

1. 약료관리의 확인사항을 놓치지 않기 위한 PEACS

약의 전문가로서 환자의 치료에 기여하는 데에는, 우선 환자의 약료관리의 상황을 평가 · 분석하기 위한 정보로써 환자로부터의 확인사항을 간과하지 않는 것이다. 약사의 기록 방식이 POS에 기초한 SOAP 또는 C & P 약력이든 간에 환자에게 확인해야 할 항목을 간과해서는 그 결과를 가시화하는 기록으로 작성하는 것이 불가능하다.

본 책자에서는 약사가 환자의 약물치료를 평가 · 분석하기 위한 점검체계를 "PEACS (pharmaceutical evaluation and analysis check system)"로 칭하고, 그 PEACS의 도구로써 약사가 확인해야 할 항목을 9개로 분류하고, 45개 질환에 대해 질환별 점검항목을 작성하였다.

이 점검항목의 사용으로 약사는 항상 환자의 상태를 확인하고, 환자가 안전하고 효과적인 약물치료를 시행받도록 돕고 있지만, 확인사항에 대해 약사로서 더욱 심도 있게 접근하기 위해서는 각 질환에 관한 참고 서적이나 질환별 표준 약료관리지침서 등이 필요할 것이다. 이 PEACS의 점검항목에 기초한 표준 약료관리 지침(10종류의 질환)에 대해서는 관련서적(손기호 편역, 질환별 표준 약료관리지침서, 신일상사, 2004)이 발간되어 있으므로 참고하시길 바란다.

➜ PEACS 라는 것은
(pharmaceutical evaluation and analysis check system)
약사가 환자의 약물치료를 평가 · 분석하기 위한 점검체계

PEACS를 활용한 약사가 환자에게 확인해야 할 9가지 항목

➜ 환자에게 확인해야 할 항목

① 환자의 자각증상을 확인한다.
② 환자의 객관적 Data를 확인한다.
③ 환자의 위험인자 유무를 확인한다.
④ 다른 약제의 영향과 약물상호작용의 유무를 확인한다.
⑤ 일반(비처방성)약과 건강기능식품 등의 복용상황을 확인한다.
⑥ 유해반응의 증상발현 상태를 확인한다.
⑦ 복약이행도를 확인한다.
⑧ 약물치료에 관한 이해도를 확인한다.
⑨ 생활습관을 확인한다.

1) 환자의 자각증상을 확인한다.

- 환자의 자각증상으로부터 질병상태를 평가(개선 · 악화)한다.
- 환자의 자각증상으로부터 약물치료의 안전성과 유효성을 평가한다.

  안전성 → 유해반응 등의 유해한 현상 발현의 확인
  유효성 → 약물치료의 효과 확인

2) 환자의 객관적 Data를 확인한다.

- 환자의 객관적 Data로부터 질병상태를 평가(개선 · 악화)한다.
- 환자의 객관적 Data로부터 약물치료의 안전성과 유효성을 평가한다.

  · 객관적 Data라는 것은 검사 결과나 약사의 관점으로 파악한 환자의 증상과 상태 등을 일컫는다.

· 약국에서는 환자를 통해 의사의 치료방침이나 검사 수치 등의 객관적 Data를 수집하는 것도 좋다.

· 환자로부터 질환의 관리를 위해 알아 놓아야 하는 본인의 검사 수치 등을 파악한다.

· 객관적 Data의 수집에 약수첩이나 질환수첩 등을 이용하면 효과적이다.

3) 환자의 위험인자 유무를 확인한다.

- 투여 금기, 신중투여 등에 해당하는 약제가 투여되고 있는지 확인한다.
- 질환의 증상 발현이나 질병상태 악화에 대한 다른 요인이 없는지 확인한다.

4) 다른 약제의 영향과 약물상호작용의 유무를 확인한다.

- 질병상태에 영향을 주는 다른 약제가 투여되고 있는지 확인한다.
- 약물상호작용과 관련된 악영향이 없는지 확인한다.

5) 일반(비처방성)약 등의 복용상황을 확인한다.

- 복용약과의 중복투여나 약물상호작용과 관련된 악영향이 없는지 확인한다.
- 질병상태에 영향을 주는 일반(비처방성)약과 건강기능식품을 섭취하고 있는지 확인한다.

6) 유해반응의 증상 발현을 확인한다.

- 유해반응 발생 유무를 확인한다.
- 예측되는 유해반응 증상의 발현 가능성을 주의 깊게 확인한다.

7) 복약이행도를 확인한다.

- 지시대로 정확하게 복용하고 있는지 확인한다.
- 특별한 지도가 필요한 처방약이 정확하게 사용되고 있는지 확인한다(조제약-1회분

을 단위로 조제한 봉지약 외용약, 흡입약, 자가주사약 등).

8) 약물치료에 관한 이해도를 확인한다.

- 질환에 대한 인식과 약물요법의 필요성 등의 이해도를 확인한다.
- 이해도에 의해 약물치료가 악영향을 받지 않았는지 확인한다.

9) 생활습관을 확인한다.

- 질병상태에 영향을 주는 생활습관을 확인한다.
- 복용약에 영향을 주는 기호품과 식품 등의 섭취를 확인한다.

2. PEACS을 사용한 구체적인 Problem의 기재 방법

PEACS를 사용하는 목적은 약사가 환자의 약물치료를 평가 · 분석하기 위해 필요한 정보를 누락하지 않고 확인하기 위해서이다. 확인하는 것으로 약사가 약료관리로 환자를 치료한 것을 약력에 남기는 것이 가능하며 본격적인 Problem List를 작성하기 위한 기초 정보수집도 된다.

여기서는 PEACS를 사용해 확인한 정보를 기초로 Problem List를 작성하는 방법에 대해 기술한다.

Problem List를 작성할 때의 요점은 어떤 것을 문제로 삼아 알기 쉽게 표현하는 것인가 하는 것과, 증상이나 검사 Data 혹은 문제가 되는 약제명이나 가능성이 높은 증상 등을 보다 구체적으로 기재하는 것이다.

1) 환자의 자각증상을 확인한다.

#. **자각증상의 미개선(未改善)(   )**

- **질환에 의한 자각증상으로 개선되지 않은 것을 문제 삼는다.**
  - 환자가 호소하는 구체적인 자각증상을 (   ) 안에 기재한다.
  - "(   )의 미개선" 도 좋지만, 알기 쉬운 표현인지 주의한다.

    예) 구갈(口渴)의 미개선 ➔ 자각증상의 미개선(구갈)

    자각증상의 미개선(당뇨병에 동반되는 구갈)
  - 자각증상을 개선시키는 계획을 세운다.

#. **자각증상(   )의 악화와 관련된 <u>부적절한 약물치료</u>**

- **자각증상을 토대로 미개선 또는 악화된 것부터 약물치료의 내용을 문제 삼는다.**
  - 환자가 호소하는 구체적인 자각증상을 (   ) 안에 기재한다.
  - 부적절한 약물치료가 원인이라고 생각되는 경우에는 ______에, 그 약물치료내용을 기재한다.

#. 자각증상(　　　　)의 발현과 관련된 유해반응의 발현 : 투여 약제

→ "6) 유해반응의 증상 발현을 확인한다" 항을 참조

Problem 사례

#. 자각증상의 미개선(전신 권태감, 구갈)
#. 자각증상(천식발작 횟수)의 악화와 관련된 부적절한 Theophylline 투여량
#. 자각증상(복수(腹水))의 악화와 관련된 부적절한 이뇨약의 투여량
#. 자각증상(부종)의 발현과 관련된 유해반응의 발현 : Actos® (pioglitazone)

2) 환자의 객관적 Data를 확인한다.

#. (　　　　)의 미개선

#. (　　　　)의 악화

#. (　　　　)의 조절 불량(不良) 상태

- **질환에 의한 객관적 Data를 토대로 개선되지 않는 것을 문제 삼는다.**
  - 각각의 질환에 대해 특징있는 구체적인 객관적 Data를 (　　　　) 안에 기재한다.
  - 객관적 Data를 개선시키는 계획을 세운다.

#. (　　　　)의 악화와 관련된 부적절한 약물치료

- **객관적 Data를 토대로 미개선 또는 악화된 것부터 약물치료의 내용을 문제 삼는다.**
  - 각각의 질환에 대해 특징있는 객관적 Data를 (　　　　) 안에 기개한다.
  - 부적절한 약물치료가 원인으로 생각되는 경우에는 ______에, 그 약물치료 내용을 기재한다.
  - 객관적 Data를 확인하면서 약물치료 내용을 재점검하는 계획을 세운다.

#. (　　　　)의 이상(異常)적으로 관련한 유해반응의 발현 : 투여약제

→ "6) 유해반응의 증상 발현을 확인한다" 항을 참조

Problem 사례

#. 혈압 수치의 미개선

#. 총 Cholesterol 수치의 악화

#. 혈당 조절 불량 상태

#. 혈청 요산 수치의 악화와 관련된 부적절한 Zyloric® (allopurinol) 투여량

#. CK 상승과 관련된 유해반응의 발현 : Bezatol® (bezafibrate) SR

3) 환자의 위험인자의 유무를 확인한다.

#. (　　　)에 대한 부적절한 약물치료(투여금기 등)

- **질환의 치료에 대해 위험인자가 되는 약물요법과 기타 다른 인자를 문제 삼는다.**
  - Risk가 되는 질환과 병태, 약물요법 등을 (　　　)안에 기재한다.
  - 부적절한 약물치료로써 투여되고 있는 약제를 ______에 기재한다.
  - 위험인자를 발견하면 의사에게 알리는 등의 계획을 세운다.

#. (　　　)에 의한 질환으로의 악영향

- **타 질환 치료를 목적으로 한 약제가 특별한 증상의 원인이 되고 있는 가능성이 있으면 문제 삼는다.**
  - 질환의 증상 발현이나 병상의 악화에 관한 요인을 (　　　)안에 기재한다.
  - 의사에게 알리고, 처방의 추가 · 변경 · 중지 등의 계획을 세운다.

- **2차적인 증상으로 생각되는 경우는 기초적인 질환의 치료법을 문제 삼는다.**
  - 2차적인 증상의 가능성을 의사와 협의하고 치료법의 재검토 등에 관해 계획을 세운다.

Problem 사례

#. 고칼륨혈증에 대한 ARB의 투여(신중투여)

#. 전립선비대증에 대한 흡입 항콜린약의 투여(투여금기)

#. NSAIDs 투여에 의한 위궤양에의 악영향

#. 2차성 고요산혈증을 일으키는 질환의 가능성

#. 갑상선기능저하증에 의한 지질(脂質) 조절에의 악영향

4) 타 약제의 영향과 약물상호작용의 유무를 확인한다.

#. (　　　)에 미치는 투여약제의 영향

- **질환에 영향을 미치는 투여약제를 문제 삼는다.**
  - 영향을 미치는 질환과 병태, 약물요법 등을 (　　　)안에 기재한다.
  - 부적절한 약물치료로써 투여되고 있는 약제를 ______에 기재한다.
  - 의사에게 알리고 주의깊게 경과 관찰하는 등의 계획을 세운다.

#. (　　　)와 (　　　)의 병용에 의한 악영향의 발현(또는 발현 가능성)

- **약물상호작용에 의해 발현하는 악영향 등을 문제 삼는다.**
  - 약물상호작용의 가능성이 있는 병용약제를 (　　　)안에 기재한다.
  - 약물상호작용에 의해 발현한 증상을 주의깊게 경과 관찰하는 등의 계획을 세운다.
  - 병용금기약이 있으면 의사에게 알리고 처방변경・중지 등의 계획을 세운다.
  - 타 약제로 변경 가능한 약제가 있으면 의사에게 처방변경 등의 계획을 세운다.

Problem 사례

#. 당뇨병에 미치는 Olanzapine의 영향(투여금기)
#. 당뇨병에 미치는 Steroid 투여의 영향
#. 위궤양에 미치는 NSAIDs투여의 영향
#. Simvastatin과 Itraconazole의 병용(병용금기)
#. β 차단제와 당뇨병 치료약의 병용에 의한 지연성(遷延性) 저혈당
#. 이뇨약과 Digitalis의 병용에 의한 Digitalis 중독의 가능성
#. 금연에 의한 Theophylline 혈중농도 상승 가능성

5) 일반(비처방성)약 등의 복용상황을 확인한다.

#. (　　　)에 미치는 일반(비처방성)약과 건강기능식품의 영향

- **질환에 영향을 미치는 일반(비처방성)약과 건강기능식품을 문제 삼는다.**
  - · 영향을 미치는 질환과 병태, 약물요법 등을 (　　　)안에 기재한다.
  - · 부적절한 일반(비처방성)약과 건강기능식품의 섭취를 ______에 기재한다.
  - · 의사에게 알리고 주의깊게 경과를 관찰하는 등의 계획을 세운다.

#. (　　　)와 (　　　)의 병용에 의한 악영향의 발현(또는 발현 가능성)

- **약물상호작용에 의해 발현하는 악영향 등을 문제 삼는다.**
  - · 약물상호작용의 가능성이 있는 일반(비처방성)약과 건강기능식품을 (　　　)안에 기재한다.
  - · 약물상호작용에 의해 발현한 증상을 주의깊게 경과 관찰하는 등의 계획을 세운다.

Problem 사례

#. 일반(비처방성)약과 처방약에 의한 H_2 blocker의 중복 복용

#. 당뇨병에 미치는 Aspirin 함유 일반(비처방성)약의 영향

#. *St. John' s Wort* 섭취에 의한 Simvastatin의 효과 감소

#. ACE 억제제와 특정 건강기능식품의 병용에 의한 혈청 K 수치의 상승 가능성

6) 유해반응의 증상 발현을 확인한다.

#. 투여약제에 의한 유해반응의 발현(　　　)

- **발현한 유해반응을 문제 삼는다.**
  - · 유해반응 발현의 원인이 된 약제를 ______에 기재한다.
  - · 발현한 유해반응을 (　　　)안에 기재한다.
  - · 의사에게 알리고, 유해반응의 대처법 등의 계획을 세운다.
  - · "______에 의한 (　　　)의 발현" 도 좋지만, 알기 쉬운 표현인지 주의한다.

  예) α- GI약에 의한 방귀의 발현 → α- GI약에 의한 유해반응의 발현(방귀)

#. 투여약제에 의한 유해반응 발현의 가능성

- **유해반응으로 위독한 것, 빈도가 높은 것, 환자가 자각하기 쉬운 것 등의 발현 가능성을 문제 삼는다.**
  - · 유해반응의 발현이 예측되는 약제를 ______에 기재한다.
  - · 주의 깊게 경과 관찰하는 등의 계획을 세운다.

#. 자각증상(　　　)의 발현과 관련된 유해반응의 발현 : 투여약제

- **자각증상을 토대로 발현되고 있는 유해반응 증상을 문제 삼는다.**
  - · 유해반응의 발현으로 생각되는 자각증상을 (　　　)안에 기재한다.
  - · 원인으로 생각되는 약제를 ______에 기재한다.
  - · 의사에게 알리고 유해반응의 대처법 등의 계획을 세운다.

#. ( )의 이상(異常)적으로 관련한 유해반응의 발현 : 투여약제

- 객관적 Data를 토대로 발현된 유해반응 증상을 문제 삼는다.
  - 유해반응의 발현으로 생각되는 객관적 Data를 ( )안에 기재한다.
  - 원인으로 생각되는 약제를 ______에 기재한다.
  - 의사에게 알리고 유해반응의 대처법 등의 계획을 세운다.

Problem 사례

#. 항류마티스약에 의한 유해반응 발현(간질성(間質性) 폐렴)
#. Thiamazole에 의한 유해반응 발현의 가능성(두통 · 현훈)
#. β 차단제의 자가 중단에 의한 혈압의 급상승
#. Theophylline약의 부적절한 복용에 의한 중독증상 발현

7) 복약이행도를 확인한다.

#. ( )에 의한 투여약제의 복약불이행

- 복약불이행인 경우 그 원인을 확인하고 문제 삼는다.
  - 복약불이행의 원인을 ( )안에 기재한다.
  - 복약불이행인 투여약제를 ______에 기재한다.
  - 환자에게의 지도, 또는 의사에게 용법이나 약제의 변경을 제안하는 등의 계획을 세운다.

#. ( ) 사용법의 미습득

- Insulin 자가주사라든지 흡입 방법 등을 습득해 오지 않은 경우 문제 삼는다.
  - 습득 가능하지 않은 사용법을 ( )안에 기재한다.
  - 환자에게 지도하는 등의 계획을 세운다.

Problem 사례

#. 시력장애에 의한 ______의 복약불이행
#. 자각증상의 개선을 자각할 수 없는 것에 의한 ______의 복약불이행
#. 손의 변형에 의한 ______의 복약불이행
#. 복용시간의 이해부족으로 인한 Rheumatrex® (methotrexate)의 복약불이행
#. 천식치료에 대한 의욕 저하로 인한 흡입 스테로이드약의 복약불이행
#. 흡입 Technique의 미습득

8) 약물치료에 관한 이해도를 확인한다.

#. (   )를 이해하고 있지 않는 것에 의한 악영향

- **약물치료에 관한 이해도가 낮은 것에 의한 악영향을 문제 삼는다.**
  - 이해하고 있지 않은 내용을 (   )안에 기재한다.
  - 환자에게의 지도, 또는 의사에게 연락해 지도받는 등의 계획을 세운다.

#. 복용을 잊는 경우 정보부족에 의한 부적절한 대처

- **복용을 잊었을 때 대처를 잘못하고 있는 경우 문제 삼는다.**
  - 환자에게 바른 대처법을 지도, 또는 복용하는 것을 빈번하게 잊어 먹으면 의사에게 알리는 등의 계획을 세운다.

Problem 사례

#. 약물치료의 필요성을 이해하고 있지 않는 것에 의한 복약불이행
#. 흡입 순서를 이해하고 있지 않는 것에 의한 치료에 미치는 악영향
#. 복용을 잊은 경우 정보부족에 의한 부적절한 대처(혈당강하약)

9) 생활습관을 확인한다.

#. **부적절한 생활습관 (　　　)**

- **약물상호작용에 의해 발현하는 악영향 등을 문제 삼는다.**
  - · 약물상호작용의 가능성이 있는 식품 등을 (　　　)안에 기재한다.
  - · 약물상호작용의 가능성이 있는 흡연 등의 생활습관을 (　　　)안에 기재한다.
  - · 약물상호작용에 의해 발현한 증상을 주의깊게 경과 관찰하는 등의 계획을 세운다.

Problem 사례

#. Adalat® (nifedipine) CR정과 자몽주스(grapefruit juice)의 병용에 의한 혈중 농도 상승 가능성

#. 부적절한 생활습관(흡연)

#. 부적절한 생활습관(식사요법의 불이행)

#. 부적절한 생활습관에 의한 혈청요산수치 상승

#. 기상(氣象) 변화 등에 의한 증상 악화

Section 3

III 질환별 약료관리 점검항목

1. 심혈관계 질환
2. 호흡기계 질환
3. 소화기계 질환
4. 간 · 담 · 췌장 질환
5. 신장 질환
6. 내분비 대사 질환
7. 혈액 · 면역 질환
8. 정신 · 신경계 질환
9. 골 · 관절질환
10. 비뇨기계 질환
11. 안과 질환
12. 이비인후과 질환
13. 피부 질환
14. 감염성 질환
15. 악성종양
16. 기타

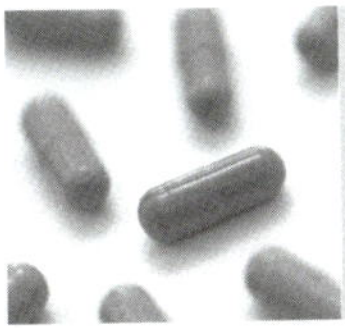

1. 심혈관계 질환

1 고혈압(Hypertension)

◇ 환자의 자각증상을 확인한다.

두통, 두중감, 어깨통, 흔들거리는 느낌, 동계 등

* 자각 증상이 없는 경우도 많음.

◇ 환자의 객관적 Data를 확인한다.

- **진료실 혈압** 정상혈압(130/85 mmHg 미만)
- **가정 혈압** 정상혈압(125/80 mmHg 미만)
  [조절목표] 고령자(140/90 mmHg), 당뇨 · 신장애환자(130/80 mmHg)
  어린이 · 중년환자(130/85 mmHg)
- **신장 · 체중** : 표준체중(kg) = (신장(cm) - 100) x 0.9
  BMI = 체중(kg)/신장(m)/신장(m) 표준치(18.5~22.9)

◇ 환자의 위험인자 유무를 확인한다.

- **고혈압 이외의 심혈관질환의 위험인자**

  흡연, 당뇨병, 지질대사이상, 비만, 남성(60세 이상), 여성(65세 이상) 등

- **고혈압성 장기장애, 심혈관질환의 유무**

  - 뇌 : 뇌출혈, 뇌경색, 무증후성 뇌혈관장애 등
  - 심장 : 좌심실비대, 협심증, 심근경색, 심부전
  - 신장 : 단백뇨, 신장애, 신부전(남성 Cr≥1.3 mg/dl, 여성 Cr≥1.2 mg/dl)

- 혈관 : 경동맥내막-내막비후 > 0.9 mm, 폐쇄성 동맥질환 등
- 안저 : 고혈압성 망막증

● **기왕력**

당뇨병성 신증, 만성 사구체신염, 원발성 알도스테론증, 갈색세포종, 쿠싱증후군, 갑상선 질환 등

● **금기**

- 기관지 천식 : 비선택성 β 차단제
- 임부 : Angiotensin II receptor blocker (ARB), Angiotensin-converting enzyme inhibitor (ACEI), Calcium channel blocker (CCB)

◘ 다른 약제의 영향과 약물상호작용의 유무를 확인한다.

● **혈압을 상승시키는 약제**

NSAIDs, Prednisolone, Cyclosporine, Erythropoietin 제제, Estrogen 제제, Droxidopa, Selegiline 등

● **혈압을 저하시키는 약제** : Amiodarone, Tizanidine 등

● **병용금기**

Azelnidipine ➡ Azole계 항진균제, HIV protease 저해제

Nisoldipine ➡ Itraconazole, Miconazole

Nipradiol ➡ Phosphodiesterase-5 저해제

Spironolactone ➡ Tacrolimus, Eplerenone, Mitotane

Triamterene ➡ Indomethacin, Diclofenac

α 차단제 ➡ Valdenafil

◘ 일반(비처방성)약 등의 복용상황을 확인한다.

● **일반(비처방성)약**

PPA (phenyl propanolamine) 함유 종합감기약, 비염 치료용 내복약

유해반응의 증상 발현을 확인한다.

- CCB : 안면홍조, 두통, 동계, 치육증식, 간기능장애, 황달 등
- ACEI : 마른기침, 혈관부종, 고칼륨혈증 등
- **이뇨제(K 저류성 이뇨제 제외)(공통)** : 저칼륨혈증, 고요산혈증, 고혈당 등
  - Thiazide 이뇨제 : 광과민증 등
  - Loop 이뇨제 : 난청, 췌장염 등
- **K 저류성 이뇨제** : 고칼륨혈증, 여성형 유방, 유방통 등
- β **차단제** : 천식증상의 유발 및 악화, 서맥, 지연성 저혈당, 악몽, 누액분비감소 등
- α **차단제** : 기립성 저혈압 등

복약이행도를 확인한다.

- 혈압강하약 복용에 의해 혈압이 저하됨으로써 복약 불이행을 하는 경우가 있다.

약물치료에 관한 이해도를 확인한다.

- 약품명, 약효, 용법 및 용량, 사용상의 주의, 복용을 잊었을 경우의 대처요령 등

생활습관을 확인한다.

- **식염제한** 1일 6 g 미만
- **적정한 운동**
  심혈관 질환이 없는 환자가 대상이며 매일 30분 이상 유산소 운동을 한다.
- **적정 체중의 유지**
  BMI 25를 초과하지 않도록 한다.
- **금연 · 절주**

2 만성 심부전(Chronic Heart Failure)

◘ 환자의 자각증상을 확인한다.

- **좌심부전 증상**

  운동 시 숨이 참, 기좌호흡, 쉽게 피로함, 사지냉감 등

- **우심부전 증상**

  하퇴부종, 체중증가, 사지정맥의 부종 등

◘ 환자의 객관적 Data를 확인한다.

- BNP (brain natriuretic peptide) 기준치(18.4 pg/ml 이하)

  [관리 목표] BNP : 200 pg/ml 이하

- 혈압 정상혈압(130/85 mmHg 미만)
- 맥박 정상범위(50~100회/분)
- 체중 부종에 따른 체중증가의 확인
- Digoxin 혈중농도 유효혈중농도(0.9~2.0 ng/ml)
- NYHA 분류

  I 도 : 심장 질환이 있으나 물리적 활동에 제한이 없는 정도

  II 도 : 물리적 활동에 약간 제한이 있으며 휴식 시 불편감이 없으나 일상적인 활동 시 피로, 심계항진, 호흡곤란이 발생하는 정도

  III 도 : 물리적 활동에 현저한 제한, 휴식 시 불편감이 없으나 일상 활동보다 미약한 활동에 의해 피로, 심계항진 또는 호흡곤란이 발생하는 정도

  IV 도 : 모든 물리적 활동 시 불편감을 호소하는 정도

- 좌심실박출율(LVEF) 좌심실 수축장애가 없음(50~65% 이상).

환자의 위험인자 유무를 확인한다.

- **심부전을 악화시키는 요인**

  염분 · 수분제한을 철저하게 하지 못하거나 과로, 복약불이행, 스트레스, 감염증, 부정맥, 고혈압 등

- **기왕력**

  고혈압, 허혈성 심질환, 확장형 심근증, 심장판막증, Digitalis 중독, 심실빈맥환자 등

- **금기**

  - 방실블록 · 동방블록 : Digitalis
  - 폐쇄성 심근질환 : Digitalis
  - 기관지 천식, 기관지경련의 두려움, 당뇨병성 ketoacidosis, 대사성 acidosis, 고도의 서맥, 심원성 쇽, 강심제 또는 혈관확장제를 정맥투여할 필요가 있는 심부전, 비대상성 심부전, 폐고혈압에 의한 우심부전, 치료하지 않은 갈색세포종 : Carvedilol
  - 중증도의 간장애 : Losartan, Telmisartan
  - 담즙분비가 극히 악화된 환자 : Telmisartan
  - 혈관부종 기왕력 : ACEI
  - 복수를 수반한 간경변 : Cilazapril
  - 임부 : ARB, ACEI, Carvedilol

  * 만성신부전의 적응증이 있는 ARB, ACEI : Candesartan, Enalapril, Lisinopril

다른 약제의 영향과 약물상호작용의 유무를 확인한다.

- **심부전을 악화시키는 약제**

  Pioglitazone, Cilostazol, Metformin

- **병용금기**

  Spironolactone ➡ Tacrolimus, Eplerenone, Mitotane

- **원칙적으로 병용금기**

  Digitalis ➡ Ca 주사제, Suxamethonium chloride hydrate 주사제

◘ 일반(비처방성)약 등의 복용상황을 확인한다.

- **일반(비처방성)약**

  Ubidecarenone 배합 자양강장제

  강심제(구심, 육신환 등)

◘ 유해반응의 증상 발현을 확인한다.

- **Digitalis** : 식욕부진, 오심, 구토, 서맥, 시각장애 등
- **α, β 차단약(carvedilol)** : 어지럼증, 저혈압, 부종, 서맥 등
- **이뇨약(K 저류성 이뇨제 제외)** : 저칼륨혈증, 고요산혈증, 고혈당 등
  - **Thiazide계 이뇨제** : 광선과민증 등
  - **Loop 이뇨제** : 난청, 췌염 등
- **K 저류성 이뇨제** : 고칼륨혈증, 여성형 유방, 유방통 등
- **ACEI** : 마른기침, 혈관부종 등

◘ 복약이행도를 확인한다.

- 효과를 실감하지 못하거나 자각증상의 개선에 의한 복약불이행
- **이뇨제** : 화장실에 자주가는 번거로움으로 인한 복약불이행

◘ 약물치료에 관한 이해도를 확인한다.

약품명, 약효, 용법 및 용량, 사용상의 주의, 복용을 잊었을 경우의 대처요령 등

◘ 생활습관을 확인한다.

- **식염제한** 1일 7 g 미만(중증 심부전 : 3 g/일 미만)

- **수분제한** 중증 심부전 환자가 대상이며 지시내용의 확인(경증에는 수분 제한이 필요하지 않으나 과잉 섭취는 주의할 필요가 있음.)
- **금연 · 금주**
- **적당한 운동**

  상태가 안정된 환자가 대상(최대 산소섭취량 10 ml/kg/분 이상), 보행, 자전거타기 : 30분, 주 3~5회
- **적절한 목욕법**

  반신욕 (41℃) 10분 정도

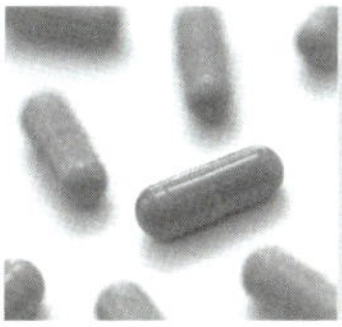

2. 호흡기계 질환

1 기관지 천식(Bronchial Asthma)

◇ 환자의 자각증상을 확인한다.

반복하여 일어나는 기침, 천명, 호흡곤란 등

발작의 횟수 · 발작 시간대의 확인

단기간 작용 흡입 β_2 효능약 사용 확인

◇ 환자의 객관적 Data를 확인한다.

- **PEF** (peak expiratory flow)

  % PEF (PEF 측정치/PEF 예측치 또는 자기최대치) × 100

  [조절목표] % PEF : 80~100% (green zone)

- **혈중 Theophylline 농도** 유효혈중농도(10~20 mcg/ml)

  [조절목표] peak level : 5~15 mcg/ml

◇ 환자의 위험인자 유무를 확인한다.

- **악화인자의 유무**

  Allergen, 호흡기 감염증, 운동, 흡연, 날씨, 식품, 식품첨가물, 스트레스, 자극물질, 월경, 비만, 알콜, 과로 등

- **금기**

  - 유효한 항균제가 존재하지 않는 감염증 · 심재성 진균증 : 흡입 스테로이드

- 하부 요로폐쇄 : Clenbuterol
- 녹내장 · 전립선비대증 : 흡입 항콜린제
- 두개내 출혈 후의 지혈 미흡 : Ibudilast
- 녹내장 · 전립선비대 등 하부 요로 폐쇄성 질환 : Mequitazine
- 임부 : Tranilast, Pemirolast, Oxatamide

● **원칙금기**

- 결핵성 질환 : 흡입 스테로이드

◘ 다른 약제의 영향과 약물상호작용의 유무를 확인한다.

● **기관지천식 환자에 대한 투여금기**

→ 부교감신경효능약 : Bethanechol, Aclotonium

→ β 차단약 : β_1 비선택성

→ α, β 차단약 : Arotinolol, Carvedilol

● **천식을 악화시키는 약제**

산성 NSAIDs, β 차단약 : β_1 선택성

● **병용금기**

Fenoterol → Adrenaline 주사, Noradrenaline 주사, Isoprenaline 액

◘ 일반(비처방성)약 등의 복용상황을 확인한다.

● **일반(비처방성)약**

Aspirin 함유약, Theophylline, Aminophylline 함유 진해제

◘ 유해반응의 증상 발현을 확인한다.

● **흡입용 스테로이드약** : 구강칸디다증, 인후두 증상, 쉰목소리 등

● **Theophylline** : 오심, 구토, 진통, 불면, 빈맥 등

● **β_2 효능약** : 떨림, 동계, 빈맥, 심한 혈청 K치의 저하 등

- **Leukotriene 차단약** : 간기능장애 등
- **Thromboxane A_2 합성 저해 및 길항약** : 출혈경향 등
- **기타 항알레르기약** : 졸음, 권태감, 구갈, 간기능장애 등
- **경구 스테로이드약** : 만월양 얼굴, 당뇨병, 유발감염증, 소화성 궤양, 신경장애 등
- **흡입용 항콜린약** : 구내건조, 안압상승, 심계항진, 요폐 등

복약이행도를 확인한다.

- 자각증상 소실에 의한 복약불이행
- 흡입약의 사용법 및 흡입 순서 습득

약물치료에 관한 이해도를 확인한다.

- 약품명, 약효, 용법 및 용량, 사용상의 주의사항, 복용을 잊었을 경우의 대처요령 등

생활습관을 확인한다.

- Allergen의 제거
- 운동 유발성 천식의 예방
- 금연
- 기상 변화에 주의

발작 시의 대처방법에 관한 이해도를 확인한다.

대처방법 단시간 작용성 β_2 효능약을 1일 2회 분무(fenoterol은 1회 분무), 1시간 내에 최대 3회까지

2 만성 폐쇄성 폐질환 (Chronic Obstructive Pulmonary Disease, COPD)

◆ 환자의 자각증상을 확인한다.

만성 기침, 만성 객담, 노작성 호흡곤란, 체중감소(중증 COPD)

- **시진** : 맥주통 모양 흉곽(폐가 팽창하기 때문에 흉곽이 맥주통 모양으로 커지게 된다)
  입을 오무려서 숨을 천천히 내쉰다.

◆ 환자의 객관적 Data를 확인한다.

- 1초율(FEV_1%) 정상치(70% 이상)
- 1초량(FEV_1)
- % 1초량(% FEV_1) 1초량 실측치/1초량 예측치 x 100%
  - Ⅰ기 경증(FEV_1 80% 이상)
  - Ⅱ기 중등증(FEV_1 50% 이상 80% 미만)
  - Ⅲ기 중증(FEV_1 30% 이상 50% 미만)
  - Ⅳ기 최중증(FEV_1 30% 미만 또는 50% 미만이면서 만성호흡부전 또는 우심부전 합병)
- **혈중 Theophylline 농도** : 유효혈중농도(10~20 mcg/ml)

◆ 환자의 위험인자 유무를 확인한다.

- **COPD 위험인자** : 흡연, 대기오염, 직업상의 분진과 화학물질에의 노출 등
- **COPD 악화인자** : 흡연, 기도감염, 대기오염 등
- **금기**
  - 녹내장, 전립선 비대증 : 흡입용 콜린약
  - 유효 항균제가 없는 감염증 · 심재성 진균증 : 흡입용 스테로이드제

- **원칙금기**
  - 결핵성 질환 : 흡입 스테로이드제

다른 약제의 영향과 약물상호작용의 유무를 확인한다.

- **COPD 환자에 대한 투여금기**
  ➜ 구강건조증상 개선약 : Cevimeline, Pilocarpine
  ➜ β 차단제 : β_1 비선택성
- **호흡억제를 일으키는 약**
  마약성 진통제 등
- **병용금기**
  Fenoterol ➜ Adrenaline 주사, Noradrenaline, Isoprenaline 액

일반(비처방성)약 등의 복용상황을 확인한다.

- **일반(비처방성)약**
  Theophylline, Aminophylline 함유 진해제

유해반응의 증상 발현을 확인한다.

- **흡입 항콜린약** : 구내건조, 안압상승, 심계항진, 요폐 등
- β_2 **효능약** : 떨림, 동계, 빈맥, 중증의 혈청 K치 저하 등
- **Theophylline 제제** : 오심, 구토, 두통, 불면, 빈맥 등
- **거담제** : 식욕부진 등
- **흡입용 스테로이드제** : 구강칸디다증, 인후두증상, 쉰목소리 등

복약이행도를 확인한다.

- 흡입약의 사용법 습득

약물치료에 관한 이해도를 확인한다.

- 약품명, 약효, 용법 및 용량, 사용상의 주의, 복용을 잊었을 경우의 대처 요령 등

생활습관을 확인한다.

- **금연 · 절주**
- **감염예방** 인플루엔자 백신 접종
- **적당한 운동** 전신 지구력 트레이닝(평지보행, 계단 오르내리기)
  상지의 근력 트레이닝
- **적절한 식사** 표준체중의 유지, 고열량, 고단백식
- **동작의 연구** 입을 다문상태에서의 호흡+복식호흡, 에너지 절약,
  일상작업의 단순화
- **재택산소요법** 만성 호흡부전 환자가 대상임.
  1일 18시간 이상
  PaO_2 : 60~65 Torr 이상(가능하면 70~75 Torr 정도)

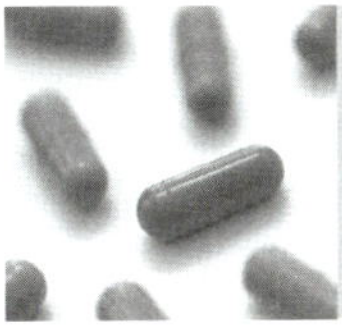

3. 소화기계 질환

1 소화성 궤양(Peptic Ulcer)

◇ 환자의 자각증상을 확인한다.

- **위궤양**

  심와부통(식후통), 가슴앓이, 신물증상 등

  통증 성상의 확인 : 둔한 통증, 쓰라리는 통증 등

- **십이지장궤양**

  공복 시 통증, 배부 확산통 등

◇ 환자의 객관적 Data를 확인한다.

- **상부소화관 내시경 검사**

  만성 궤양의 분류 :

  활동기 : 궤양발생부터 회복기전이 생길때까지의 기간 A1 → A2

  치유기 : 결손부분에 대한 회복기전의 시작때부터 완성까지의 기간 H1 → H2

  반흔기 : 표면이 재생상피에 덮어져서 반흔 소실까지의 기간 S1 → S2 (치유)

- ***H. pylori* 감염진단** 음성

◇ 환자의 위험인자 유무를 확인한다.

- **NSAIDs 내복에 수반하는 소화성 궤양 발증 위험인자**

  고령, 궤양 기왕력, 당질 스테로이드의 병용, 고용량 또는 다수의 NSAIDs 내복, 전신질환의 합병 등

- 금기
  - 투석요법환자 : Al, Mg 함유 제산제
  - 녹내장, 전립선비대에 의한 배뇨장애, 중증의 심질환, 마비성 장폐색 : 항콜린약
  - 갑상선기능저하증, 부갑상선기능항진증 : Methionine magnesium aluminosilicate
  - 전염성 단핵증, 고도 신장애 : Lansoprazole-Amoxicillin-Clarithromycin 복합제
  - 임부 : Prostaglandin 제제, Benexate

다른 약제의 영향과 약물상호작용의 유무를 확인한다.

- **소화성 궤양을 유발하는 약제**

  NSAIDs, 부신피질스테로이드제, 항악성종양제 등

- **병용금기**

  Proton pump inhibitor (PPI) ➜ Atazanavir
  Lansoprazole-Amoxicillin-Clarithromycin 복합제
  ➜ Atanazavir, Pimozide, Ergotamine 함유 제제

일반(비처방성)약 등의 복용상황을 확인한다.

- **일반(비처방성)약**

  H_2 수용체 길항약
  Sucralfate 함유 제제
  염산 Pirenzepine 함유 제제
  방어인자 증강제 함유 제제

유해반응의 증상 발현을 확인한다.

- **PPI** : 무과립구증, 범혈구감소, 간질성폐렴, 간기능장애, 간질성신염, 두통, 현훈 등
- **H_2 수용체 길항약** : 범혈구감소증, 혈소판 감소, 의식장애, 경련, 간기능장애 등
- ***H. pylori* 제균 치료약** : 설사, 연변, 출혈성 대장염, 미각이상 등

- **항 Pepsin약** : 경변, 알루미늄뇌증, 알루미늄골증 등
- **PG 제제** : 설사, 연변, 복통 등
- **선택적 Muscarine 수용체 길항약** : 구갈 등
- **제산제**
  - Al 제제 : 변비, 알루미늄 뇌증, 알루미늄 골증 등
  - Mg 제제 : 설사 등
- **방어인자증강약(PG 제제 제외)** : 변비 등

◇ 복약이행도를 확인한다.

- 자각 증상 소실에 따라 불이행 하는 경우
- *H. pylori* 제균 치료제의 7일간 복용 확인
- 취침 전 복용약, 식간 복용약의 복약이행 상황

◇ 약물치료에 관한 이해도를 확인한다.

- 약품명, 약효, 용법 및 용량, 복용상의 주의사항, 복용을 잊었을 경우의 대처요령 등

◇ 생활습관을 확인한다.

- **금연 · 절주**
- **스트레스 해소**
- **위에 부드러운 식사** 향신료, 짜고 매운 음식, 신맛이 강한 음식을 공복에 삼간다.

2 과민성 대장증후군(Irritable Bowel Syndrome, IBS)

환자의 자각증상을 확인한다.

복통, 복부불쾌감

Rome III 진단기준(최근 3개월동안 한달에 3일 이상의 증상발현)

복부증상 이외(권태감, 불안, 불면, 두통, 빈뇨, 발한, 동계 등)

배변횟수 확인

변의 성상 확인 : 경변, 토분변, 연변, 물같은 변 등

환자의 객관적 Data를 확인한다.

- **대장내시경검사** 과민성 대장증후군(기질적 병변 없음.)
- **관장조영검사** 과민성 대장증후군(기질적 병변 없음.)
- **변검사**

  변배양 기준치(음성)

  독소(베로독소(verotoxin), D1 독소 등) 기준치(음성)

환자의 위험인자 유무를 확인한다.

- **과민성 대장증후군을 일으키기 쉬운 요인**

  스트레스, 우울, 불안, 음식섭취에 의한 장관운동항진 등

- **과민성 대장증후군의 악화 요인**

  스트레스, 편식, 야식, 수면부족 등

- **기왕력**

  감염성 장염, 자율신경장애, 기분장애 등

- **금기**

  - 급성 복부질환(충수염, 장출혈, 궤양성 결장염 등), 수술 · 스트레스 등 위장폐색을 일으키는 두려움, 고칼륨혈증, 신결석, 신부전(경증 및 투석 중은 제외함) : Polycarbophil

- 녹내장, 전립선 비대에 의한 배뇨장애, 중증의 심질환, 마비성 장폐색
  : Mepenzolate, Scopolamine
- 출혈성 대장염 : Buscopan

● **원칙금기**

- 세균성 설사 : Buscopan

다른 약제의 영향과 약물상호작용의 유무를 확인한다.

● **과민성 대장증후군을 일으키는 약제**

Celecoxib 등

일반(비처방성)약 등의 복용상황을 확인한다.

● **일반(비처방성)약**

변비약(대황감초탕, 무화과 관장 등), 지사제(오령산 등), 정장제

● **일반약 · 영양보조식품**

Ca 함유 제품

● **건강기능식품**

장 속의 상태를 조절하는 제제(올리고당, 유산균 또는 식물성 섬유를 포함하는 식품)

유해반응의 증상 발현을 확인한다.

● Trimebutine : 설사, 변비, 구갈 등

● Polycarbophil : 구기, 구토, 구갈, 부종 등

● Mosapride : 설사, 연변, 구갈, 권태감, 간기능장애 등

● Itopride : 설사, 복통, 변비, Prolactine 상승, 여성형 유방 등

● Mepenzolate, Scopolamine : 구갈, 변비, 복통, 간기능장애, 요폐, 안조절장애 등

● Tofisopam : 졸음, 흔들림, 구갈, 오심, 구토, 식욕부진, 변비, 권태감 등

복약이행도를 확인한다.

- Polycarbophil calcium : 충분량(컵으로 한잔 정도)의 물로 복용한다.

약물치료에 관한 이해도를 확인한다.

- 약품명, 약효, 용법 및 용량, 복용상의 주의 사항, 복용을 잊었을 경우의 대처요령 등

생활습관을 확인한다.

- 적정한 식사 편식, 야식을 삼간다.
  - 변비형 섬유질이 많은 음식을 섭취하고 물을 많이 마신다.
  - 설사형 장에 부드러운 식사, 탈수에 주의한다.
- 규칙적인 배변시간
- 수면부족, 과로, 정신적 스트레스 경감, 기분전환

3 변비 · 설사(Constipation · Diarrhea)

환자의 자각증상을 확인한다.

- **변비** 복부팽만감, 잔변감, 변량의 감소, 변의의 소실 등
- **설사**

  복통, 발열, 체중감소, 지속기간 2주간 미만 또는 2주 이상 등

  배변횟수 확인, 변의 성상 확인 : 경변, 토분변, 혈변, 점혈변 등

환자의 객관적 Data를 확인한다.

- **변검사**

변잠혈	기준치(음성)
변배양	기준치(음성)
독소(베로독소(verotoxin), D1 독소 등)	기준치(음성)

- **대장내시경검사**

환자의 위험인자 유무를 확인한다.

- **변비를 일으키는 요인**

  여성, 오래 누워 있는 경우, 고령자, 환경 변화 등
- **설사를 일으키는 요인**

  폭음폭식, 스트레스, 한냉 등
- **변비를 일으키는 기왕력**

  장폐색, 대장암, 과민성 대장증후군, 갑상선기능저하증, 당뇨병, 파킨슨병, 우울증 등
- **설사를 일으키는 기왕력**

  감염성 설사, 과민성 대장증후군, 궤양성 대장염, 크론병, 유당불내증, 갑상선기능항진증, 당뇨병, 만성 췌장염 등

- 금기
  - 급성장염이 의심되는 경우
    : Sennoside, Sodium picosulfate hydrate, Carinellose sodium, Glycerin 관장
  - 중증의 경결변 : Sennoside, Carinellose sodium
  - 경련성변비, 전해질실조(특히 저칼륨혈증) : Sennoside
  - 장관내 출혈, 복강내염증, 장관천공 또는 두려움, 전신쇠약이 강한 환자, 하복부소화관수술후 : Glycerin 관장
  - 출혈성 대장염 : 지사제
  - 항생물질의 투여에 수반하는 위양성대장염 : Loperamide
  - 우유알레르기 : Tannalbin, Bifidobacterium
  - 장폐색, 투석요법 : Aluminum silicate
  - 저체중출생아, 신생아 및 6개월 미만의 유아 : Loperamide
- 원칙금기
  - 임부 : Sennoside
  - 세균성 설사 : 지사약
  - 궤양성 대장염 : Loperamide
  - 6개월 ~ 2세 미만의 유아 : Loperamide

다른 약제의 영향과 약물상호작용의 유무를 확인한다.

- **변비를 일으키는 약제**

  마약, 항콜린약, 3환계 및 4환계 항우울약, 진해제, 철분제제, Ca channel blocker 제제
- **설사를 일으키는 약제**

  설사약, 항균제, PG 제제, 경장영양제, 항악성종양제 등
- **병용금기**

  Tannalbin ➜ 경구 철분제제

일반(비처방성)약 등의 복용상황을 확인한다.

- **일반(비처방성)약**

  변비약(대황감초탕), 지사제(오령산 등), 정장제, 종합감기약, 진해거담제, 비염약

- **건강기능식품**

  배속상태를 조절하는 식품(올리고당을 함유하는 식품, 유산균류를 함유하는 식품, 식이섬유를 함유하는 식품)

유해반응의 증상 발현을 확인한다.

- **변비치료약(공통)** : 복통, 저칼륨혈증 등
- **검사보조하제(공통)** : 장관천공, 장폐색 등
- **Mg 함유 하제** : 고마그네슘혈증(구기, 구토, 서맥, 근력저하) 등
- Loperamide : 심한 변비, 복부팽만 등

복약이행도를 확인한다.

- 변비치료약의 조절 복용상황
- 관장약, 좌약의 사용방법
- 식간약의 복약이행도
- 설사 개선 후의 설사치료약의 복용상황

약물치료에 관한 이해도를 확인한다.

- 약품명, 약효, 용법 및 용량, 복용상의 주의사항, 복용을 잊었을 경우의 대처요령 등

생활습관을 확인한다.

- **변비** 아침의 배변습관, 적당한 운동, 마사지, 섬유질이 많은 식품의 섭취
- **설사** 안정, 스트레스 경감, 장에 부드러운 식사, 탈수 주의, 경구 이온음료 섭취

4 위식도 역류성 질환 (Gastroesophageal Reflux Disease, GERD)

환자의 자각증상을 확인한다.

- **정형증상**

  가슴앓이(빈도), 신물증상 등

- **비정형증상(식도 외 증상)**

  흉통, 기침, 목쉰소리, 천식 등

환자의 객관적 Data를 확인한다.

- **상부내시경검사**

  위식도 역류성 질환의 분류(Los Angeles 분류) :

  Grade N : 내시경적으로 이상이 없는 경우

  Grade A : 최대직경이 5 mm를 초과하는 점막상해

  Grade B : 적어도 하나 이상의 점막상해의 최대직경이 5 mm 이상이거나 인접한 점막주름상의 점막상해가 연결되어 있지 아니한 것

  Grade C : 적어도 한개 소부위 점막상해가 2개 이상의 점막 주름에 연결되어 넓어지고 있으나 전체둘레의 75% 미만인 경우

  Grade D : 전체둘레 75% 이상의 점막상해

- **식도 X-선 조영검사**

환자의 위험인자 유무를 확인한다.

- **GERD 위험인자**

  식후의 엎드리는 경우, 전굴자세, 코르셋 등에 의한 복부압박, 비만, 변비 등

- **GERD 악화인자** 음주, 흡연, 탄산음료, 향신료의 섭취 등

- **기왕력** 위절제 후, 식도열공헤르니아 등

- 금기
  - 투석요법환자 : Al, Mg 함유 제산제
  - 소화관 출혈, 소화관 천공 : Metoclopramide, Domperidone
  - 갈색세포종의 의심, 소화관기질폐쇄 : Metoclopramide
  - 기계적 장폐색, Prolactin 분비성의 하수체종양(prolactinoma) : Domperidone
  - 임부 : Domperidone

다른 약제의 영향과 약물상호작용의 유무를 확인한다.

- **병용금기**

  Omeprazole, Rabeprazole, Lansoprazole ➜ Atazanavir

일반(비처방성)약 등의 복용상황을 확인한다.

- **일반(비처방성)약**

  H_2 수용체 길항약 함유 제제, Sucralfate 함유 제제, Pirenzepine 함유 제제, 방어인자 증강 함유 제제

유해반응의 증상 발현을 확인한다.

- **Proton pump inhibitor (PPI) 제제**

  무과립구증, 범혈구감소, 간질성 폐렴, 간기능장애, 간질성 신염, 두통, 어지럼증 등
- **H_2 수용체 길항제** : 범혈구감소, 의식장애, 경련, 간기능장애 등
- **항 Pepsin약** : 변비, 알루미늄뇌증, 알루미늄골증 등
- **제산제**
  - Al 제제 : 변비, 알루미늄뇌증, 알루미늄골증 등
  - Mg 제제 : 설사 등
- **Metoclopramide, Domperidone**

  수지떨림, 근경색, 무월경, 유즙분비, 여성형 유방, 졸음, 발진, 부종 등

- Itopride : 간기능장애, 떨림, prolactin 상승, 혈소판 · 백혈구 감소, 설사, 복통 등
- Mosapride : 간기능장애, 설사, 연변, 구갈, 복통 등
- Camostat : 간기능장애, 황달, 고칼륨혈증 등

복약이행도를 확인한다.

- 자각증상 소실에 의한 약물복용 불이행

약물치료에 관한 이해도를 확인한다.

- 약품명, 약효, 용법 및 용량, 복용상의 주의사항, 복용을 잊었을 경우의 대처요령 등

생활습관을 확인한다.

- 적절한 식사 　가슴앓이를 일으키기 쉬운 식품을 삼가한다.
- 금연 · 금주
- 체위 　취침 시에 머리를 높게 하거나 전굴자세를 피한다.
- 적절한 복장 　상복부를 압박하지 않는 복장

5 궤양성 대장염(Ulcerative Colitis, UC)

환자의 자각증상을 확인한다.

설사, 혈변, 복통, 식욕부진, 체중감소, 발열 등

환자의 객관적 Data를 확인한다.

- **대장내시경검사 :** 병변(성상, 병기, 병형 : 병변의 확산)
- **배변횟수** 중증(6회이상), 경증(4회 이하)
- **습혈변** 중증(+++), 경증(+~-)
- **발열** 중증(37.5℃ 이상), 경증(-)
- **빈맥** 중증(90회/분 이상), 경증(-)
- **빈혈**(Hb) 중증(10 g/dl 이하), 경증(-)
- **적혈구 침강속도** 중증(30 mm/hr 이상), 경증(남성 2~10 mm/hr, 여성 3~15 mm/hr)

[조절목표] 완화유지, 재발방지

환자의 위험인자 유무를 확인한다.

- **재발과 치료 저항성 인자**

  저연령, 과거에 여러번 재발한 여성환자, 스트레스, 중증의 설사 등

- **기왕력**

  충수절제를 받은 환자, 유소년기의 감염증 등

- **금기**

  - 중증의 신 · 간장애, Salicylic acid ester 류 또는 Salicylic acid 염류 과민증 기왕력 : Mesalazine
  - 설파제 또는 Salicylic acid 제제 과민증 기왕력환자 : Salazopyrine
  - 백혈구수 3,000/mm^3 이하 : Azathioprine
  - 임부 : Azathioprine, Cyclosporine 주사제

- 수유부 : Cyclosporine 주사제
- 신생아, 저체중 신생아 : Salazosulfapyridine

- **원칙금기**
  - 유효한 항균제가 없는 감염증, 전신의 진균증, 소화성 궤양, 정신질환, 결핵성 질환, 단순포진각막염, 후낭백내장 녹내장, 고혈압증, 전해질이상, 혈전증, 최근에 행한 내장 수술창이 있는 환자, 급성심근경색 : 스테로이드 주장(약물을 항문을 통해서 장에 주입), 좌약

다른 약제의 영향과 약물상호작용의 유무를 확인한다.

- **궤양성 대장염 환자에 대한 투여금기**

  → Sodium aurothiomalate, Reserpine

- **궤양성 대장염을 유발하는 약제**

  경구 피임제, 항균제 등

- **병용금기**

  Cyclosporine 주사제 → 생백신, Tacrolimus (외용제 제외), Pitavastatin, Rosuvastatin, Bosentan

일반(비처방성)약 등의 복용상황을 확인한다.

- **일반(비처방성)약** : 지사제
- **건강기능식품** : 유산균류를 포함한 식품

유해반응의 증상 발현을 확인한다.

- **5-ASA 제제(공통)** : 무과립구증, 간염, 신장기능저하 등
  - Sulfasalazine : 오심, 구토, 과민증, 정자수 및 정자운동성의 가역적 감소, 간질성 폐렴, 엽산결핍성 빈혈 등
  - Mesalazine : 간질성 신염 등

- **스테로이드 주장**(약물을 항문을 통해서 장에 주입), **좌약**

  당뇨병, 유발감염증, 소화성궤양, 정신장애 등

- **면역억제제(공통)** : 골수기능억제, 간기능장애, 감염증, 급성간염 등
  - Azathioprine, Mercaptopurine : 식욕부진, 오심, 구토 등
  - Cyclosporine 주사액 : 신장애, 다모, 치육비후, 떨림, 의식장애 등

복약이행도를 확인한다.

- 재발을 방지하기 위하여 장기적으로 복용한다.
- 주사약의 투여방법 및 안전한 폐기방법

약물치료에 관한 이해도를 확인한다.

- 약품명, 약효, 용법 및 용량, 복용상의 주의사항, 복용을 잊었을 경우의 대처요령 등

생활습관을 확인한다.

- 심신의 안정
- 장에 부드러운 식사

  양질의 단백질, 고열량식

  지질이 많은 식사, 식물섬유가 많은 식품, 수산물을 많이 함유한 식품, 탄산음료, 향신료, 유제품을 공복에 섭취한다.

  저지방산 저잔사 식품의 이용

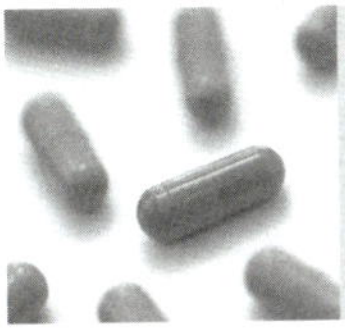

4. 간 · 담 · 췌장 질환

1 간경변증(Liver Cirrhosis, LC)

◇ 환자의 자각증상을 확인한다.

- **대상기**

  권태감, 식욕부진, 손바닥 홍반 등

- **비대상기**

  권태감, 식욕부진, 복수, 부종, 황달, 출혈반, 의식장애, 충동행위, 떨림, 배변횟수 등

◇ 환자의 객관적 Data를 확인한다.

- AST — 기준치(10~40 IU/L)
- ALT — 기준치(5~40 IU/L), 간경변 AST〉ALT, 만성 간염 ALT〉AST
- ALB (알부민) — 저알부민혈증(3.5 g/dl 이하)
- T-Bil (총빌리루빈) — 기준치(0.2~1.2 mg/dl)
- PLT (혈소판수) — 기준치(15~35×10,000/μL)
- PT (prothrombin time) — 기준치(10~13초, 80~100%)
  간경변(응고시간 연장, 활성율(%)저하)
- 혈중 암모니아 — 기준치(30~80 mcg/dl)

[관리목표] ALT < 80 IU/L, ALB ≥ 3.5 g/dl, 합병증(복수, 간성뇌증, 식도정맥류, 출혈경향 등)의 예방과 치료에 의한 개선

환자의 위험인자 유무를 확인한다.

- **간경변증의 원인** : 바이러스성, 알콜성, 담즙성 등
- **경고**

Lamivudine : 투여종료 후 적어도 4개월간은 원칙적으로 2주마다 임상증상과 임상검사치(HBV-DNA, ALT 및 필요에 따라 T-Bil)를 관찰하고 그 후에도 관찰을 계속한다.

- **금기**

- 완전담도폐색, 전격성간염 : Ursodeoxycholic acid
- 알도스테론증, 근육병증, 저칼륨혈증 : Glycyrrhizic acid 제제
- 혈청 암모니아치의 상승경향이 있는 말기 간경변증 : Monoammonium glycyrrhizinate
- 간성혼수 : Liver hydrolysate
- 황달, 복수, 간성뇌증 : Malotilate
- 선천성 분지쇄 아미노산 대사이상 : 분지쇄 아미노산 제제
- 우유 알레르기 : 간부전용 경구영양제
- 중증 당뇨병, 스테로이드 다량투여의 당대사 이상, 간장애 이외의 아미노산 대사이상 : 간부전용 경구영양제
- 중증의 신장애, 아미노산 대사이상 : 간부전용 아미노산 주사제
- Galactose 혈증 : Lactulose, Lactitol

다른 약제의 영향과 약물상호작용의 유무를 확인한다.

- **간경변환자에 대한 투여금기** : 소시호탕 등
- **간경변증을 유발할 가능성이 있는 약제** : Amiodarone, Tegafur, Methotrexate 등
- **간기능 상태를 나타내는 검사치에 영향을 주는 약제**

대부분의 약제가 간에서 대사를 받기 때문에 간기능에 영향을 준다.

일반(비처방성)약 등의 복용상황을 확인한다.

- **건강기능식품** : 울금, 마리아 엉겅퀴

유해반응의 증상 발현을 확인한다.

- UDCA : 오심, 설사, 간기능장애, 간질성 폐렴 등
- Glycyrrhizin · Glycine · Cysteine **복합제** : 위 알도스테론증 등
- Lamivudine : 혈소판감소, 횡문근 융해증, 두통 등
- **분지쇄 아미노산제제** : 복부팽만감, 오심, 설사, BUN 상승, 암모니아 상승 등
- **간부전용 경구영양제** : 오심, 설사, 복부팽만감 등
- **간부전용 아미노산 주사제** : 저혈당, 산증(acidosis)
- **합성이당류**(lactulose, lactitol) : 설사 등

복약이행도를 확인한다.

- 복수에 대한 이뇨제의 자가조절
- 간부전용 경구용 영양제의 복용곤란

약물치료에 관한 이해도를 확인한다.

- 약품명, 약효, 용법 및 용량, 복용상의 주의사항, 복용을 잊었을 경우의 대처요령 등

생활습관을 확인한다.

• **안정**	식후의 안정
• **적정한 식사**	고칼로리, 고단백식
간성뇌증이 있는 경우	저단백식(단백질 1일 40 g)
복수가 있는 경우	염분제한(1일 3~7 g)
저영양 상태인 경우	취침 전의 보식(탄수화물의 보급 약 200 kcal)

- **변비의 해소**

2 만성 C형 간염(Chronic Hepatitis C)

환자의 자각증상을 확인한다.

전신권태감, 식욕부진, 피로감 등

* 자각증상이 없는 경우도 많음.

환자의 객관적 Data를 확인한다.

- 바이러스량 HCV-RNA 정량
  기준치(RT-PCR/high range법 : 5 KIU/ml 미만, bDNA법 : 0.5 mEq/ml 미만)
- HCV 군별(genotype)
  인터페론 요법은 genotype 1b보다 2a, 2b가 효과적이다.
- ALT　기준치(5~45 IU/L)
- AST　기준치(10~40 IU/L) 만성간염 ALT〉AST, 간경변 AST〉ALT
- 체중　체중에 맞는 투여량을 확인한다.
- Hb　기준치(남성 : 13.5~17.5 g/dl, 여성 : 11.5~15.0 g/dl)
- WBC　기준치(3,300~9,000/㎕)
- 호중구수　기준치(40~60%)
- PLT (혈소판수)　기준치(15~35×10,000/㎕)
- TSH (갑상선자극호르몬)　기준치(0.34~3.5 mcgU/ml
- FT4 (유리형 thyroxine)　기준치(0.77~1.93 ng/dl)
- FT3 (유리형 triiodothyronine)　기준치(2.47~4.34 pg/ml)

환자의 위험인자 유무를 확인한다.

- 기왕력

  고혈압, 당뇨병, 갑상선기능이상증, 심질환 등

- 금기
  - 백신 등 생물학적제제 과민증 기왕력, 자가면역성 간염 : Interferon
  - Nucleoside 유사체 : Acylcovir, Ganciclovir
  - 과민증 기왕력, 조절이 곤란한 질환(심근경색, 심부전, 부정맥 등), 이상헤모글로빈증(지중해빈혈증 등), 만성심부전, CrCl 50 ml/min 이하의 신기능장애, 중증의 우울증, 자살염려 · 자살기도 등의 중증의 정신병상태 또는 그 기왕력, 중증의 간기능장애, 자가면역성 간염 : Ribavirin
  - 임부, 수유부 : Ribavirin
  - 저체중아, 신생아, 유아, 3세 미만 : Peginterferon α-2a

다른 약제의 영향과 약물상호작용의 유무를 확인한다.

- **병용금기**

  Interferon ➜ 소시호탕

일반(비처방성)약 등의 복용상황을 확인한다.

- 일반(비처방성)약

  소시호탕 등

- 건강기능식품

  울금, 마리아 엉겅퀴

유해반응의 증상 발현을 확인한다.

- Interferon (공통, ribavirin 병용 요법 포함)

  초기(1~2주) : 인터페론양 증상(발열, 오한, 전신권태감, 관절통 등), 식욕부진, 오심, 구토, 설사, 소양증, 발진, 단백뇨, 백혈구감소, 혈소판감소 등

  중기(3주~3개월) : 불면, 불안, 우울증, 초조, 식욕부진, 설사, 빈혈, 당뇨병의 악화, 갑상선기능이상, 월경이상, 자가면역성 간염, 관절류마티즘, 간질성 폐렴, 부정맥, 심부전, 협심증, 안저출혈 등

후기(3개월 이후) : 탈모 등

- Ribavirin : 용혈성 빈혈 등

◆ 복약이행도를 확인한다.

- 48주간(4~48주간)의 치료 지속
- 자가주사법의 습득(투여방법 및 안전한 폐기방법)

◆ 약물치료에 관한 이해도를 확인한다.

- 약품명, 약효, 용법 및 용량, 복용상의 주의사항, 복용을 잊었을 경우의 대처요령 등

◆ 생활습관을 확인한다.

- **금주**
- **감염원이 되지 않기 위한 방법**
  면도날이나 칫솔 등 혈액이 묻을 가능성이 있는 물품은 본인 전용의 것을 사용하도록 한다.
- **균형있는 영양 식사**
- **피임(ribavirin 복용 중)**
  투여 중 및 투여 종료 후 6개월간은 피임한다.

5. 신장 질환

1 투석요법(Dialysis Treatment)

◇ 환자의 자각증상을 확인한다.

- **불균형증후군** 혈압저하, 두통, 장딴지 경련, 오심, 구토
- **고칼륨혈증** 마비감, 탈력감, 부정맥, 메스꺼움, 근마비 등
- **신성빈혈** 어지러움, 기립성 어지러움, 피로감 등
- **신성골이영양증** 골통, 관절통, 관절불쾌감 등
- **기타** 변비, 소양증, 상복부 불쾌감, 수근관증후군(carpal tunnel syndrome) 등

◇ 환자의 객관적 Data를 확인한다.

- **투석 횟수, 투석 시간**
- **체중 증가량** 투석 중 1일의 목표치(dry weight의 30% 증가 내)
투석 중 2일의 목표치(dry weight의 5% 증가 내)
- **혈압** 목표치(140/90 mmHg 미만)
- **Cardio-thoracic ratio (CTR, 심흉비)** 목표치(투석 후 50% 미만)
- **Uric acid** 목표치(투석 전 8 mg/dl 이하)
- **K** 목표치(투석 전 5.5 mg/dl 이하)

- P　목표치(투석 전 3~6 mg/dl 이하)
- Ca　목표치(투석 전 8.5~10.5 mg/dl 이하)
- Ht　목표치(30~33%)
- Hb　목표치(10~11 g/dl)
- Intact-PTH　목표치(150~300 pg/dl)

환자의 위험인자 유무를 확인한다.

- **투석요법의 관리를 악화시키는 요인**

  (수분, 인, 칼륨) 섭취제한의 불이행 등

- **기왕력**

  당뇨병, 만성사구체신염 등

- **금기**

  - 장폐색 : Kalimate, Agamate, Sevelamer
  - 갑상선기능저하증 : Calcium carbonate
  - 고칼슘혈증, 비타민 중독증상 : Calcitriol

다른 약제의 영향과 약물상호작용의 유무를 확인한다.

- **투석요법을 시행하는 환자에 대한 투여금기** ➜ Al 함유 제제
- **투석요법을 시행하는 환자에게 주의해야 하는 약제**

  신배설약제(항균제, H_2 수용체 길항제)

- **기타**

  인슐린제제, Ca 제제, MgO 등

일반(비처방성)약 등의 복용상황을 확인한다.

- **일반(비처방성)약**

  피부 외용약, 변비약 등

- **건강기능식품**

  초산칼슘 등

- **특별용도식품**

  고칼로리식품, 저단백식품

유해반응의 증상 발현을 확인한다.

- **고칼륨혈증 치료약** : 변비 등
- **고인산혈증 치료약** : 변비 등
- **활성형 비타민 D_3 제제** : 고칼슘혈증 등
- **Erythropoietin 제제** : 혈압상승, 혈전증, 적아구증 등

복약이행도를 확인한다.

- 식사직전, 식사직후 복용약의 이행도
- 수분섭취제한에 따른 복용곤란
- 자기 판단에 의해서 조절해야 하는 약제의 복용(고칼륨혈증 치료제, 인 흡착제, 강압약 등)

약물치료에 관한 이해도를 확인한다.

- 약품명, 약효, 용법 및 용량, 복용상의 주의사항, 복용을 잊었을 경우의 대처요령 등

생활습관을 확인한다.

- **적당한 식사**

  총 에너지량 : 35~40 kcal/kg/day

  단백질 섭취량 : 혈액투석 1.0~2.0 g/kg/day, 복막투석 1.1~1.3 g/kg/day

  K 제한 혈액투석 1,500 mg/day, 복막투석 시 경도조절

- **수분제한** 투석 중 1일 : dry weight 3% 이내 증가

  투석 중 2일 : dry weight 5% 이내 증가

- **적당한 운동**
- **Shunt의 보호**

2 신증후군(Nephrotic Syndrome)

환자의 자각증상을 확인한다.

부종, 체중증가, 복수, 식욕부진, 전신권태감 등

환자의 객관적 Data를 확인한다.

● 요검사 요단백정량	기준치(50~150 mg/day)
요단백정성(시험지법)	음성
요잠혈	음성
요침적(원주)	음성
● Total protein (혈청총단백량)	
	저단백혈증(6.0 g/dl 이하)
● Albumin (알부민)	저알부민혈증(3.0 g/dl 이하)
● Total cholesterol	성인 신증후군의 경우 고지혈증(250 mg/dl 이상)
● 신생검	
● BUN	기준치(8.0~22.0 mg/dl)
● Cr	기준치(남성 : 0.61~1.04 mg/dl, 여성 : 0.47~0.79 mg/dl)
● Na	기준치(138~146 mEq/L)
● K	기준치(3.6~4.9 mEq/L)
● Cl	기준치(99~109 mEq/L)

[조절목표] 요단백소실, 요혈청단백 개선, 제증상의 소실

● Cyclosporine trough 농도

[조절목표] Trough Level : 150 ng/ml 이하
6개월 이상 투여할 경우 Trough Level : 100 ng/ml 이하

환자의 위험인자 유무를 확인한다.

신증후군의 원인질환

1차성 : 미소변화형 신증후군, 국소 분절 사구체경화증, 막성사구체신염, 막증식사구체신염, 급성미만성 증식성사구체신염, IgA 신증 등

2차성 : SLE, 당뇨병, Amyloidosis, 감염증, 악성종양 등

신부전의 위험인자

남성, 60세 이상, 고혈압, SCr 1.5 mg/dl 이상 등

금기

- 임부 : Cyclosporine, Miconazole
- 백혈구수 3,000/mm^3 이하 : Mizoribine
- 수유부 : Cyclosporine

원칙금기

- 유효한 항균약이 없는 감염증, 전신진균증, 소화성 궤양, 정신질환, 결핵성 질환, 단순포진성각막염, 후낭백내장, 녹내장, 전해질이상, 혈전증, 최근에 시행한 내장의 수술창, 급성심근경색 : 부신피질스테로이드제
- 신경베체트병 : Cyclosporine

다른 약제의 영향과 약물상호작용의 유무를 확인한다.

신증후군을 일으키는약제

Bucillamine, Arrothiomalate Na, Penicillamine, NSAIDs, ACEI, Interferon 등

병용금기

Cyclophosphamide → Pentostatin (경고)

Cyclosporine → 생백신, Tacrolimus (외용제 제외), Pitavastatin, Rosuvastatin, Bosentan

Mizoribine → 생백신

일반(비처방성)약과 건강보조식품 등의 복용상황을 확인한다.

- **일반(비처방성)약**

  한방약(오령산, 보중익기탕, 십전대보탕 등)

유해반응의 증상 발현을 확인한다.

- **부신피질스테로이드제**

  만월양 얼굴, 당뇨병, 유발감염증, 소화성궤양, 정신장애 등

- **면역억제제**

  골수기능억제, 급성신부전, 간기능장애, 감염증, 급성췌장염 등
  - Cyclophosphamide : 배뇨통, 혈뇨, 숨가쁨, 기침, 흉통, 무월경 등
  - Cyclosporine : 오심, 구토, 졸음, 두통, 빈맥, 다모, 치육비후, 떨림 등

- **항혈소판제** : 두통, 동계, 빈맥, 안면홍조 등

복약이행도를 확인한다.

- 스테로이드제의 복약이행 상황(tapering 준수)
- 스테로이드제 유해반응에 관련된 복약불이행
- Cyclosporine 혈중농도 측정일의 복용시간

약물치료에 관한 이해도를 확인한다.

- 약품명, 약효, 용법 및 용량, 복용상의 주의사항, 복용을 잊었을 경우의 대처요령 등

생활습관을 확인한다.

- **적절한 식사**
  - 식염제한(7 g/day, 고도 부종 : 3~5g/day)
  - 고칼로리식(35 kcal/kg 표준체중/day)
  - 단백제한(1.0~1.1 g/kg 표준체중/day)
- **안정, 침상**
- **감염증 예방**

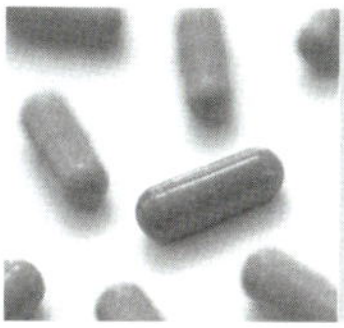

6. 내분비 대사 질환

1 갑상선 기능이상증(Thyroid Abnormality)

갑상선기능항진증을 야기하는 질환은 바제도병(Basedow' s goiter)을 비롯하여 파괴성염이 있으나, 갑상선기능항진증의 약 80% 정도가 바제도병이기 때문에, 이하 갑상선기능항진증에 대해서는 바제도병의 내용으로 기재한다.

◘ 환자의 자각증상을 확인한다.

- **갑상선기능항진증**

  빈맥, 체중감소, 수지떨림, 발한, 권태감, 불면, 안구돌출 등

- **갑상선기능저하증**

  무기력, 오한, 변비, 체중증가, 부종 등

◘ 환자의 객관적 Data를 확인한다.

- TSH (갑상선자극호르몬) 기준치(0.34~3.5 μu/ml)
- FT4 (유리형 thyroxine) 기준치(0.77~1.93 ng/dl)
- FT3 (유리형 triiodothyronine) 기준치(2.47~4.34 pg/ml)

  [조절목표] TSH, FT4의 정상화
- TRAb (TSH 항체) 기준치(15% 이하)
- TgAb (anti-Thyroglobuline) 기준치(음성 100배 미만)

환자의 위험인자 유무를 확인한다.

- **악화인자의 유무**

  갑상선기능항진증 : 스트레스, 흡연, 감염, 발치 등

  갑상선기능저하증 : 임신

- **금기**

  - 본제 사용 후 간기능 악화 : Propylthiouracil
  - 최근 발병한 심근경색 : Levothyroxine, Liothyronine
  - 폐결핵 : KI

다른 약제의 영향과 약물상호작용의 유무를 확인한다.

- **갑상선기능이상 환자에 대한 투여금기**

  [갑상성기능항진증]

  ➜ 부교감신경효능약 : Bethanechol, Aclatonium

  ➜ 혈압강하약 : Midodrine, Amezinium metilsulfate

  [갑상선기능저하증]

  ➜ 건위소화제, 침강탄산칼슘 등

- **갑상선기능항진을 일으키는 약제**

  Amiodarone, Interferone, Somatropine, Olanzapine, Voriconazole 등

- **갑상선기능저하를 일으키는 약제**

  Amiodarone, Lithium carbonate, Sodium iodide,

  Sodium nitroprusside hydrate, Somatropine, Voriconazole 등

일반(비처방성)약 등의 복용상황을 확인한다.

- **일반(비처방성)약**

  요오드 함유 가글제

유해반응의 증상 발현을 확인한다.

[갑상선기능항진증]

- **항갑상선약(공통)** : 무과립구증, 피부발진, 경증의 간기능장애, 관절통 등
  - * 경고 : 중증의 무과립구증은 주로 투여개시 후 2개월 이내에 발현하여 사망하는 예가 보고됨.
    투여개시 후 2개월은 원칙적으로 2주에 1회, 그 이후에도 정기적으로 혈액검사 시행
- Methimazole : 인슐린 자기면역증후군 등
- PTU : 항호중구세포질 항체관련 혈관염증후군(발열, 관절통, 감기증상, 혈뇨) 등

[갑상선기능저하증]

- **갑성선호르몬약**(levothyroxine, liothyronine)
  협심증, 간기능장애, 심계항진, 떨림, 불면, 식욕부진 등

복약이행도를 확인한다.

- **항갑상선약의 장기복용** 2~3년
- **갑상선호르몬약의 장기복용** 평생 복용하는 경우가 많음.

약물치료에 관한 이해도를 확인한다.

- 약품명, 약효, 용법 및 용량, 복용상의 주의사항, 복용을 잊었을 경우의 대처요령 등

생활습관을 확인한다.

- 규칙적으로 생활하고 충분히 휴식한다.
- 스트레스 해소
- 금연
- 요오드 섭취 제한 통상의 식생활로는 제한하지 않아도 된다.
- 체중과 맥박의 측정

2 이상지질혈증 · 고지혈증(Dyslipidemia · Hyperlipidemia)

◇ 환자의 자각증상을 확인한다.

황색종, 아킬레스건의 비후, 각막륜 등

* 자각증상이 없는 경우가 많다.

◇ 환자의 객관적 Data를 확인한다.

- LDL-C　고 LDL 콜레스테롤 혈증(140 mg/dl 이상)
  LDL-C = TC − HDL-C − (TG/5)
- TG　고 triglyceride혈증(150 mg/dl 이상)
- HDL-C　저 HDL 콜레스테롤 혈증(40 mg/dl 미만)
  [조절목표]　주요위험인자가 없는 경우, LDL-C 160 mg/dl 미만, HDL-C 40 mg/dl 이상, TG 150 mg/dl 미만
- 허리둘레　남성 85 cm 미만, 여성 90 cm 미만

◇ 환자의 위험인자 유무를 확인한다.

- 관상동맥 질환의 유무
- LDL-C 이외의 주요위험인자
  남성 45세 이상, 여성 55세 이상, 고혈압, 당뇨병(내당능이상도 포함), 흡연, 관동맥질환의 가족력, 저 HDL-C혈증(40 mg/dl 이하)
- 기왕력
  당뇨병, 갑상선기능저하증, 신증후군, 쿠싱증후군, 갈색세포종 등
- 금기
  - 간기능저하(급성간염, 만성간염의 급성악화, 간경변, 간암, 황달)
    : Atorvastatin, Rosuvastatin
  - 중증의 간장애 : Simvastatin, Fluvastatin, Pitavastatin

- 담도폐색 : Pitavastatin
- 담도완전폐색, 장폐색 : 음이온 교환수지, 중등도이상의 간장애 : Fibrate계 약물
- 중증의 심실성부정맥 : Probucol
- 출혈(혈우병, 소화성궤양, 요로출혈 등) : EPA
- 임부 : HMG-CoA reductase 저해제, Fibrate계 약물, Probucol

다른 약제의 영향과 약물상호작용의 유무를 확인한다.

- **콜레스테롤을 상승시키는 약제**

  이뇨제, β 차단제, 부신피질스테로이드제, 경구용 피임제 등

- **TG를 상승시키는 약제**

  이뇨제, 부신피질스테로이드제, 에스트로겐 제제, 비선택적 β 차단제 등

- **병용금기**

  Simvastatin → Itraconazole, Miconazole, Atazanavir, Saquinavir

  Pitavastatin, Rosuvastatin → Cyclosporine

일반(비처방성)약 등의 복용상황을 확인한다.

- **일반(비처방성)약**

  고 콜레스테롤 개선약

유해반응의 증상 발현을 확인한다.

- **이상지질혈증 치료약(공통)** : 횡문근융해증(전신권태감, 근육통, 사지 탈력, 종창, 마비, 암갈색뇨 등)
- **HMG-CoA reductase 저해제** : 간기능장애, 소화기증상 등
- **음이온교환수지** : 변비, 복부팽만감, 메스꺼움 등
- **Fibrate계 약제** : 간기능장애, 설사 등
- **Nicotinic acid 유도체** : 안면홍조, 두통, 열감 등

- Probucol : QT 연장, 복통, 설사 등
- EPA : 출혈경향, 오심 등

복약이행도를 확인한다.

- 1일 1회 석식 후, 식직전 약의 복약이행도
- 제형, 크기, 맛 등으로 인해서 복용하기 어려운 경우의 복약불이행

약물치료에 관한 이해도를 확인한다.

- 약품명, 약효, 용법 및 용량, 복용상의 주의사항, 복용을 잊었을 경우의 대처요령 등

생활습관을 확인한다.

- 적절한 식사　콜레스테롤 섭취량(1일 300 mg 이하), 염분섭취량(1일 7 g 정도)
- 적절한 운동　심부전환자 등은 금기, 유산소 운동으로 매일 30분 이상
- 금연 · 금주
- 적절한 체중유지　허리둘레-남성 85 cm 미만, 여성 90 cm 미만

3 당뇨병(Diabetes Mellitus, DM)

◇ 환자의 자각증상을 확인한다.

- **고혈당증상** : 구갈, 다음, 다뇨, 체중감소, 피로 등
- **저혈당증상** : 발한, 동계, 안면창백, 시야 흐림, 공복감, 졸음 등

◇ 환자의 객관적 Data를 확인한다.

- **혈당치**

  정상공복시간혈당치(110 mg/dl 미만)

  75 g OGTT 2시간치(140 mg/dl 미만)

- HbA_{1c}

  기준치(4.3~5.8 %)

  [조절 목표] HbA_{1c} 5.8% 미만, 공복 시 혈당치 : 80~110 mg/dl 미만,

  식후 2시간 혈당치 : 80~140 mg/dl 미만

- **체중 및 신장** 표준체중(kg)=신장(m) × 신장(m) × 22

  BMI=체중(kg)/신장(m)/신장(m)표준치 : 20~22

◇ 환자의 위험인자 유무를 확인한다.

- **금기**

  - 중증의 신기능장애 : Sulfonylurea계, 속효성 인슐린 분비 촉진약, Thiazolidine계
  - 신기능장애(경도장애 포함), 간기능장애, 유산증, 심혈관계 및 간기능의 고도장애 및 기타 저산소혈증을 수반하기 쉬운 상태, 과도한 알콜섭취자 : Biguanide계
  - 중증의 간기능장애 : Sulfonylurea계, Thiazolidine계
  - 심부전 : Thiazolidine계
  - 임부 : Sulfonylurea계, Biguanide계, Thiazolidine계

다른 약제의 영향과 약물상호작용의 유무를 확인한다.

- **당뇨병 환자에 대한 투여금기**

  Clonazepam, Quetiapine, Gatifloxacin

- **내당능이상을 유발하는 약제**

  부신피질스테로이드제, 갑상선호르몬제 등

- **혈당치를 저하시키는 약제**

  Salicylic acid계, Disopyramide, Cibenzoline

- **저혈당에서 회복을 지연시키는 약제**

  β 차단제

- **병용금기**

  Glibenclamide ➜ Bosentan

일반(비처방성)약 등의 복용상황을 확인한다.

- **일반(비처방성)약**

  Salycilic acid 함유제

유해반응의 증상 발현을 확인한다.

- **Sulfonylurea계** : 저혈당, 광선과민증 등
- **속효성 인슐린 분비촉진제** : 저혈당
- α-glucosidase inhibitors : 장폐색양 증상(가스, 복부팽만감), 간기능장애 등
- **Biguanide계** : 유산증(위장증상, 근육통) 등
- **Thiazolidine계** : 심부전의 악화 또는 발증, 간기능장애 등
- **인슐린 제제** : 저혈당, 주사부위 부종, 경결 등

복약이행도를 확인한다.

- 식전약, 식직후약의 복약이행도 상황

◇ 약물치료에 관한 이해도를 확인한다.

- 약품명, 약효, 용법 및 용량, 복용상의 주의사항, 복용을 잊었을 경우의 대처요령 등

◇ 생활습관을 확인한다.

- **적절한 에너지 섭취**

  에너지섭취량(kcal) = 표준체중(kg) × 신체활동량(kcal/kg 표준체중)

- **적절한 운동** 안저출혈 및 신부전, 심폐기능에 장애가 없는 환자

  걷기 : 1일 15~30분, 1일 2회 1주에 3일 이상

- **적절한 체중의 유지** BMI 25를 초과하지 않음.

- **금연 · 금주**

◇ 저혈당 증상과 그 대처방법에 대한 이해도를 확인한다.

대처방법 포도당 5~10 g나 사탕 10~20 g을 그대로 또는 물에 녹여서 마신다.

◇ Sick Day와 그 대처방법에 대한 이해도를 확인한다

Sick day 당뇨병 환자가 치료 중에 발열, 설사, 구토를 하거나 식욕부진으로 식사를 할 수 없는 경우

대처방법 식사를 하지 않아도 인슐린 주사를 계속하는 것을 원칙으로 한다.
충분한 물을 섭취하고 절식하지 않는다.

4 고요산혈증 · 통풍(Hyperuricemia · Gout)

◘ 환자의 자각증상을 확인한다.

엄지발가락의 통증, 발적, 보행곤란 등

통풍발작의 빈도를 확인한다.

◘ 환자의 객관적 Data를 확인한다.

- **요산** 고요산혈증(7 mg/dl 이상)
- **요 pH** 기준치(5.0~8.0)

[조절목표] 혈청요산치 : 6 mg/dl 이하, 요 pH : 6.0 이상 7.0 미만

- **요 중 요산치 · 요 중 creatinine치**

병형분류

요 중 요산치/요 중 creatinine치 0.8 이상 → 요산생산 과잉형

요 중 요산치/요 중 creatinine치 0.4 이하 → 요산배설 저하형

◘ 환자의 위험인자 유무를 확인한다.

- **기왕력**

혈액종양, 비만, 만성신질환, 용혈성빈혈, 갑상선기능저하증, 임신중독증

- **금기**

- 신결석, 고도의 신기능장애 : Benzbromarone, Probenecid
- 간장애 : Benzbromarone
- 혈액장애 : Probenecid
- 소화성궤양, 중증의 혈액이상, 중증의 간장애, 중증의 신장애, 중증의 심기능부전, 중중의 고혈압, 아스피린 유발 천식 : NSAIDs
- 임부 : Colchicine, Benzbromarone
- 2세 미만의 영유아 : Probenecid

다른 약제의 영향과 약물상호작용의 유무를 확인한다.

- **요산생성 과잉형 고요산혈증을 일으키는 약제**

  항악성종양제, Mizoribine, Theophylline 등

- **요산배설 저하형 고요산혈증을 일으키는 약제**

  이뇨약, 소량(2 g/day 이하)의 Salycilic acid, Pyrazinamide, Ethambutol, Cyclosporine 등

- **혼합형 고요산혈증을 일으키는 약제**

  Nicotinic acid, Nicotinamide

- **병용금기**

  Potassium citrate · sodium citrate hydrate → Aluminium 제제

일반(비처방성)약 등의 복용상황을 확인한다.

- **일반(비처방성)약**

  Aspirin 함유약

유해반응의 증상 발현을 확인한다.

- **Colchicine** : 복통, 설사, 구토, 혈소판감소, 근육병증, 말초신경장애 등
- **요산배설 촉진제** : 전격성간염, 위장장애 등
- **요산생성 억제제** : 과민성혈관염, 피부점막안증후군, 박리성피부염의 중증발진, 재생불량성빈혈, 간기능장애 등
- **요알칼리화제** : 고칼륨혈증, 설사 등
- **NSAIDs** : 소화성궤양, 급성신부전, 천식발작 등

복약이행도를 확인한다.

- 자각증상 소실에 의한 복약불이행
- 짠맛이 강한 이유로 알칼리화제의 복약 불이행

약물치료에 관한 이해도를 확인한다.

- 약품명, 약효, 용법 및 용량, 복용상의 주의사항, 복용을 잊었을 경우의 대처요령 등

생활습관을 확인한다.

- **적절한 식사** 퓨린제 섭취량(1일 400 mg 이하), 적정한 에너지 섭취
  에너지 섭취량(kcal) = 표준체중(kg) × 신체활동량(kcal/kg 표준체중)
- **충분한 수분** 1일 2,000 ml의 뇨량을 확보
  단, 간장, 신장, 심질환 등의 수분 섭취제한이 있는 경우에는 주의해야 함.
- **금주** 술의 종류를 불문하고 음주를 제한한다.
- **적절한 운동** 심혈관질환이 없는 환자가 대상이며 유산소 운동
- **적정한 체중의 유지** BMI 25를 초과하지 않는다.

통풍발작시의 대처방법에 대한 이해도를 확인한다.

- **대처방법**

  통풍발작 전조기에는 Colchicine 1정을 복용, 발작의 극기에 Colchicine 투여를 시작하면 대량을 투여해도 충분한 효과를 얻을 수 없다.

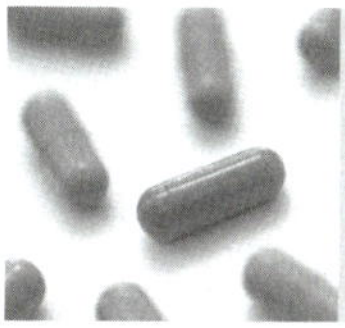

7. 혈액 · 면역 질환

1 빈혈(Anemia)

◘ 환자의 자각증상을 확인한다.

- **일반적 증상** : 피부점막의 창백, 동계, 운동 시 숨막힘, 어지러움, 권태감 등
- **철결핍성 빈혈** : 연하곤란, 설염, 스푼형 손톱, 이식증 등
- **거대적아성 빈혈**

  혀의 동통, 식욕부진, 가슴앓이, 사지의 오그라짐, 보행장애, 백발 등
- **용혈성 빈혈** : 황달, 비종 등
- **재생불량성빈혈** : 점상출혈, 자반, 비출혈, 발열 등

◘ 환자의 객관적 Data를 확인한다.

Hb	기준치(남성 13.5~17.6 g/dl, 여성 11.3~15.2 g/dl)
Ht	기준치(남성 39.8~51.0%, 여성 33.4~44.9%)
MCV (평균 적혈구용적)	기준치(남성 82.7~101.6 fl, 여성 79.0~100.0 fl)
Fe	기준치(남성 54~200 mcg/dl, 여성 48~154 mcg/dl)
TIBC (총 철결합능)	기준치(남성 253~365 mcg/dl, 여성 246~410 mcg/dl)
TSAT (transferrin 포화도)	Fe/TIBC x 100, 철결핍성빈혈(20% 이하)
Ferritin	기준치(남성 39.4~340 ng/ml, 여성 3.6~114 ng/ml)
비타민 B_{12}	기준치(180~914 pg/ml)
엽산	기준치(2.4~9.8 ng/ml)

환자의 위험인자 유무를 확인한다.

- **빈혈을 일으키는 요인**

  편식, 식사섭취불량, 소화관출혈, 월경, 임신, 성장기, 과다 알콜섭취 등

- **기왕력**

  위절제술 후, 장절제술 후, 자궁암, 자궁근종 등

- **금기**

  - 철결핍 상태에 있지 않은 경우 : 철분제제
  - 중증의 간장애 : 정주용 철분제제
  - Androgen 의존성 종양(예, 전립선암) 및 그 의심질환 : Metenolone
  - 임부 : Cyclosporine, Metenolone
  - 수유부 : Cyclosporine

- **원칙금기**

  - 유효한 항균제가 없는 감염증, 전신진균증, 소화성궤양, 정신병, 결핵성질환, 단순포진성각막염, 후낭백내장, 녹내장, 고혈압증, 전해질이상, 혈전증, 최근에 행한 내장의 수술창, 급성심근경색 : 부신피질스테로이드제
  - 신경바젯트병 : Cyclosporine

다른 약제의 영향과 약물상호작용의 유무를 확인한다.

- **빈혈을 일으키는 약제**

  Penicillin, Cephem계 항균제, NSAIDs, H_2 길항제, MTX, Methyldopa, Thiamazole, Phenytoin 등

- **병용금기**

  Cyclosporine → 생백신, Tacrolimus (외용제 제외), Pitavastatin, Rosuvastatin, Bosentan

◇ 일반(비처방성)약 등의 복용상황을 확인한다.

- **일반(비처방성)약** 빈혈약
- **건강기능식품** 철분, 비타민 B_{12}, 엽산

◇ 유해반응의 증상 발현을 확인한다.

- **경구용 철분제제** : 오심, 구토, 설사, 변비 등
- **정주용 철분제제** : 쇽, 심계항진, 안면홍조, 오심, 두통 등
- **주사용 비타민 B_{12} 제제** : 아나필락시스양 반응(혈압저하, 호흡곤란) 등
- **엽산** : 식욕부진, 오심, 부종, 체중감소 등
- **부신피질스테로이드제** : 만월양 얼굴, 당뇨병, 감염증, 소화성궤양, 정신장애 등
- **면역억제제(cyclosporine)** : 신기능장애, 간기능장애, 피로감, 오심, 구토, 메스꺼움, 두통, 빈맥, 혈압상승, 다모, 치육비후, 떨림
- **단백동화 스테로이드제**
  - 남성 : 음경비대, 지속성 발기 등
  - 여성 : 월경 이상, 다모, 쉰목소리

◇ 복약이행도를 확인한다.

- 철분 수치 개선 후의 지속복용 여부 확인, 철분 수치 정상화 후 3~6개월간 지속복용

◇ 약물치료에 관한 이해도를 확인한다.

- 약품명, 약효, 용법 및 용량, 복용상의 주의사항, 복용을 잊었을 경우의 대처요령 등

◇ 생활습관을 확인한다.

- **균형잡힌 영양 섭취** 미네랄(특히, 철분), 단백질, 비타민의 섭취
- **보온**
- **금주**

2 류마티스 관절염(Rheumatoid Arthritis, RA)

환자의 자각증상을 확인한다.

조조강직, 통증, 부종, 전신권태감, 미열, 빈혈, 체중감소, 임파절종대, 피하결절 등

조조강직의 지속시간의 확인, 통증의 부위 및 정도의 확인

환자의 객관적 Data를 확인한다.

- RF (류마티스인자) 기준치(20 IU/ml 이하)
- ANA (항핵항체) 기준치(음성 40배 미만)
- 적혈구 침강속도 기준치(남성 2~10 mm/hr, 여성 3~15 mm/hr)
- CRP 기준치(0.30 mg/dl 이하)

[조절목표] M적침 및 CRP : 염증소견이 없도록 함.

환자의 위험인자 유무를 확인한다.

- **기왕력**

항류마티스약의 Escape 현상, Non-respond 가능성

- **금기**

- 골수억제 : Methotrexate
- 만성간질환 : Methotrexate, Leflunomide
- 간장애 : Sodium aurothiomalate, Auranofin
- 신장애 : Methotrexate, Sodium aurothiomalate, Auranofin, Bucillamine, D-penicillamine
- 중증의 신장애 : Lobenzarit, NSAIDs
- 흉수 및 복수 : Methotrexate
- 혈액장애 : Sodium aurothiomalate, Auranofin, Bucillamine, D-penicillamine
- 심부전 및 궤양성 대장염, 최근 방사선 요법을 받은 환자 : Sodium aurothiomalate
- 중증의 설사 : Auranofin
- 소화성 궤양 : Auranofin, NSAIDs

- 골수기능저하 : Bucillamine
- 전신성 홍반성 낭창(SLE) : D-penicillamine
- 백혈구수 3,000/㎣ 이하 : Mizoribine
- 중증의 감염증, 활동성 결핵, 울혈성 심부전 : Infliximab, Etanercept
- 패혈증 : Etanercept
- 감염증이 있는 관절강내 및 활액낭내, 수초내, 건주위, 동요관절의 관절강내 : Triamcinolone
- 감염증이 있는 관절강내 및 관절, 궤양, 열상, 동상 등의 피부손상부위 : Prednisolone gel
- 중증의 혈액장애, 중증의 간장애, 중증의 심기능 부전, 중증의 고혈압, 아스피린 천식 : NSAIDs
- 임부 : Methotrexate, Sodium aurothiomalate, Auranofin, Leflunomide, Actarit, Tacrolimus, D-penicillamine, Mizoribine, Lobenzarit
- 수유부 : Methotrexate, Sodium aurothiomalate, Leflunomide, Actarit
- 소아 : Auranofin
- 신생아 : Salazosulfapyridine
- 성장기의 소아로서 결합조직의 대사장애 : D-penicillamine

● **원칙금기**

- 수술직후, 전신상태 악화 : Bucillamine, D-penicillamine
- 고령자, 골수기능 저하, 수유부 : D-penicillamine

다른 약제의 영향과 약물상호작용의 유무를 확인한다.

● **병용금기**

Sodium aurothiomalate	→ D-penicillamine
Tacrolimus	→ 생백신, Cyclosporine, Bosentan, K 저류성 이뇨제
D-penicillamine	→ Sodium aurothiomalate, Auranofin
Mizoribine	→ 생백신

일반(비처방성)약 등의 복용상황을 확인한다.

- 일반(비처방성)약

  Chondroitin 함유 제제, 외용 소염진통제

- 건강기능식품

  상어연골, 생강

유해반응의 증상 발현을 확인한다.

- **항류마티스약** : 소화기질환, 피진, 골수억제, 신장애, 간질성 폐렴 등
- **생물학적제제(공통)** : 감염증, 결핵, 심부전의 악화, 탈수질환 등
  - Infliximab : 점적투여에 관련하여 일과성의 두통, 졸음, 지발성 과민증 등
  - Etanercept : 주사부위의 발적, 소양 등
- NSAIDs : 소화성궤양, 급성신부전, 천식발작 등
- **스테로이드제** : 만월양 얼굴, 당뇨병, 유발감염증, 소화성궤양, 정신장애 등

복약이행도를 확인한다.

- Methotrexate : 지정일에 약을 복용하고 있는지 확인
- 투약방법의 어려움으로 인한 복약 불이행이 없는지 확인

약물치료에 관한 이해도를 확인한다.

- 약품명, 약효, 용법 및 용량, 복용상의 주의사항, 복용을 잊었을 경우의 대처요령 등

생활습관을 확인한다.

- 적절한 운동과 안정 　1일 1회 매일, 류마티스 체조, 통증이 익일까지 남지 않을 정도
- 보조구의 활용 　매직핸드 등
- 관절을 보호하는 동작
- 기상의 변화에 주의

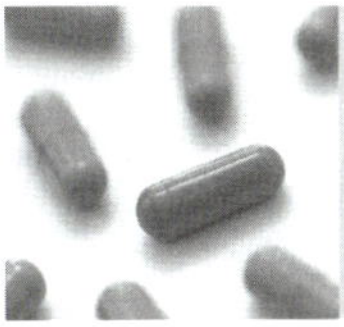

8. 정신 · 신경계 질환

1 수면장애(Sleep Disorder)

◘ 환자의 자각증상을 확인한다.

입면장애, 중도각성, 조조각성, 숙면장애 등

취침시간, 기상시간의 확인

불면시간의 확인 : 일과성(수일간), 단기(1~3개월), 장기(1개월 이상)

◘ 환자의 객관적 Data를 확인한다.

- **수면 Polygraph (PSG)의 유무를 확인한다**
- **수면질문표**

◘ 환자의 위험인자 유무를 확인한다.

- **불면의 원인**

  생물학적 : 단기간의 입원, 시차 및 교대제근무 등

  심리학적 : 정신적 스트레스 등

  정신질환 : 신경증, 조울병, 정신분열증, 파킨슨병 등

  신체적 : 심부전, 기관지천식, 피부질환, 사지가려움 증후군, 말기암 등

- **금기**

  - 중증근무력증 : 공통
  - 급성협우각 녹내장 : Estazolam

- 중증의 간장애 : Zolpidem
- 수면무호흡증후군 : Quazepam

● **원칙금기**

- 폐성심 · 폐기종, 기관지천식, 뇌혈관장애의 급성기 등으로 호흡기능이 고도로 저하 : 공통

다른 약제의 영향과 약물상호작용의 유무를 확인한다.

● **불면을 일으키는 약제**

항파킨슨병약, 부신피질스테로이드제, 기관지확장제, Interferon, 알콜 등

● **병용금기**

Triazolam → Itraconazole, Fluconazole, Fosfluconazole, Voriconazole, Miconazole, Indinavir, Efavirenz, Ritonavir

Estazolam → Ritonavir

Flurazepam → Ritonavir

일반(비처방성)약 등의 복용상황을 확인한다.

● **일반(비처방성)약**

수면개선약, 최면진정약

Bromovalerylurea 함유 진통제

유해반응의 증상 발현을 확인한다.

● **수면제(공통)**

이탈증상 : 불안, 초조, 어지러움, 이명, 손흔들림 등

반동성불면 : 갑작스런 복약중지로 인해 복약개시 전보다 더 강한 불면이 나타남.

의존형성 : 복약중지에 대한 불안감이 증대하여 복약을 계속하는 상태, 투여량의 급격한 감소내지 투여중지로 경련발작, 떨림, 불면, 불안, 환각, 망상 등의 이탈증상이 나타난다.

지속적인 초월효과 : 그 다음날까지도 졸음이 지속되고 정신 작업능력이 저하된다.

전향성건망 : 복약 후 잠들기까지의 일을 기억하지 못한다.

근이완 작용 : 흔들거림.

- **초단시간형 수면약(공통)** : 몽롱한 상태, 수면수반증상(몽유증대 등)

  Zopiclone : 입안에 쓴맛 등

  Zolpidem : 간기능장애 등

복약이행도를 확인한다.

- 취침 직전 복용 엄수

약물치료에 관한 이해도를 확인한다.

- 약품명, 약효, 용법 및 용량, 복용상의 주의사항, 복용을 잊었을 경우의 대처요령 등

생활습관을 확인한다.

- 적절한 수면시간

  낮시간의 졸음으로 곤란할 정도가 아니면 8시간의 수면으로도 무관하다.

- 자극물을 피한다

  취침 전 4시간까지 카페인 섭취를 피하고 취침 전 1시간 이내의 흡연도 피한다.

  취침 전에는 편안하게 한다.

- 같은 시간에 매일 기상
- 규칙적인 식사와 적당한 운동
- 적정한 낮잠 오후 3시 전에 20~30분 정도
- 취침 전의 음주는 불면의 원인

2 기분장애 - 우울증 · 조증 (Mood Disorder - Depression · Affective Psychosis)

◘ 환자의 자각증상을 확인한다.

- **우울상태**

기분 및 의욕장애 : 우울한 기분(기분이 떨어져 무엇을 해도 즐겁지 않음), 불안초조감 (초조하다, 가만히 있지 못한다), 피로감, 기력의 쇠퇴 등

사고장애 : 사고억지, 무가치감, 죄책감(자기는 가치가 없는 사람이라는 생각이 강하게 들고 사소한 일에 대하여 잘 고민한다), 죽음에 대한 반복사고 등

신체증상 : 수면장애, 식욕부진, 체중감소, 변비, 두통, 요배부통, 동계, 성욕감퇴, 월경불순 등

- **조증상태**

기분의욕장애 : 상쾌한 기분, 다반(즐거움), 다동, 고양감, 쉽게 자극받고 화내는 증상 등

사고장애 : Racing thought (지나치게 빠른 사고과정), 자신에 대한 과대 평가, 과도한 긍정, 오만 등

신체증상 : 수면장애(조조각성), 식욕항진 등

◘ 환자의 객관적 Data를 확인한다.

- **우울상태평가척도(HDRS)** 우울 증상 없음(10점 이하)

◘ 환자의 위험인자 유무를 확인한다.

- **기분장애의 유발원인**

가족관계의 문제 : 근친자의 사망, 병환, 이사, 결혼, 이혼 등

직업상의 문제 : 전근, 승진, 정년, 직무내용의 변화 등

- **기왕력**

뇌혈관장애, 파킨슨병, 인지증, 당뇨병, 갑상선기능 이상, 자가면역질환, 악성종양, 갱년기 등

- 금기
  - 녹내장, 심근경색의 회복초기 : 3환계 항우울약, Maprotiline
  - 요폐(전립선질환 등) : Clomipramine, Imipramine, Amitriptyline, Maprotiline, Milnacipran
  - QT연장 증후군 : Clomipramine, Imipramine
  - 간질 등 경련성질환 또는 기왕력 : Maprotiline
  - 간질 등 뇌파이상, 중증의 심질환, Lithium의 체내축적을 일으키기 쉬운 상태 : Lithium carbonate
  - 임부 : Lithium carbonate

다른 약제의 영향과 약물상호작용의 유무를 확인한다.

- **우울증 환자에 대한 투여금기** → Diphenhydramine 주사, Reserpine 복합제
- **우울증을 야기할 가능성이 있는 약제**

  항정신병약, 항파킨슨병약, 부신피질스테로이드, H_2 차단제, Methyldopa, Propranolol, Interferon 등
- **병용금기**

  3환계 및 4환계 항우울약, Milnacipran → Selegiline

일반(비처방성)약 등의 복용상황을 확인한다.

- **일반(비처방성)약**

  정신신경용약(가미귀비탕, 시호가용골모려탕, 반하사심탕 등)
- **건강기능식품**

  St. John' s Wort

유해반응의 증상 발현을 확인한다.

- **항우울약(공통)**

  악성증후군(고열, 추체외로계 증상, 발한, 빈맥, 혈압상승, 의식장애 등)

- **SSRI, SNRI** : 메스꺼움, 구토, 세로토닌 증후군 등
- **SARI** : QT 연장, 세로토닌증후군, 지속성발기, 저혈압, 졸음, 구갈, 변비 등
- **3환계 및 4환계 항우울약(공통)** : 구갈, 변비, 요폐, 기립성저혈압, 졸음, 떨림, 추체외로 증상, QT 연장 등
- **Lithium** : Lithium 중독(식욕저하, 메스꺼움, 설사, 떨림, 경면, 착란, 운동장애, 발열, 발한), 악성증후군, 다음, 다뇨 등

* 세로토닌 증후군 : 불안, 초조, 섬망, 흥분, 발열, 발한, 빈맥, 떨림, 근육간대경련, 반사항진, 설사 등

복약이행도를 확인한다.

- 효과가 나타나기까지의 자가판단에 의한 복약불이행
- 자각증상 소실에 의한 복약불이행

약물치료에 관한 이해도를 확인한다.

- 약품명, 약효, 용법 및 용량, 복용상의 주의사항, 복용을 잊었을 경우의 대처요령 등

생활습관을 확인한다.

- 충분한 휴식
- 적절한 식사, 수분섭취

3 정신분열증(Schizophrenia)

◆ 환자의 자각증상을 확인한다.

- **양성증상** 환각, 환청, 망상, 피조종 망상, 지리멸렬, 긴장성흥분 (급격한 이해 불가능한 흥분, 충동행위) 등
- **음성증상** 감정적 둔마 및 평판화, 자발성의 저하, 회화 및 사고 능력 저하, 자폐 등

◆ 환자의 객관적 Data를 확인한다.

- **ICD-10, DSM-IV에 있어서의 정신분열증의 분류**

  정신분열증의 분류 : 망상형, 파괴형, 긴장형, 단순형, 감별불능형

◆ 환자의 위험인자 유무를 확인한다.

- **정신분열증의 위험인자**

  스트레스, 남성(다소 많음), 유전적 배경(일란성 쌍둥이와 직계가족에 정신분열증 환자가 있는 경우) 등

- **예후불량인자**

  남성에서 조기에 발증, 정신분열증의 가족력, 장기의 치료부재, 두부 CT 및 MRI상의 구조상의 이상, 과도한 감정표현(비판적, 적의적인 감정, 과보호, 과간섭)의 가족과의 장기간 접촉 등

- **금기**

  - 혼수상태, 중추신경 억제약의 강한 영향 하에 있는 경우 : 항정신병약
  - 당뇨병, 당뇨병 기왕력 : Quetiapine, Olanzapine
  - 순환허탈상태 : Chlorpromazine
  - 파킨슨병약 : Fluphenazine inj., Haloperidol, Pimozide
  - 중증의 심부전 : Fluphenazine inj., Haloperidol
  - 선천성 QT 연장증후군 또는 가족력, 부정맥 또는 기왕력, QT 연장을 일으키기 쉬운 환자 (저칼륨혈증, 저마그네슘혈증, 현저한 서맥), 내인성우울증 : Pimozide

- Prolactin 분비성 하수체종양 : Prolactoma
- 갈색세포종이 의심되는 경우 : Sulpiride
- 임부 : Fluphenazine inj., Haloperidol

- **원칙금기**
  - 피질하부의 뇌장애가 의심되는 경우 : Chlorpromazine, Fluphenazine inj.

다른 약제의 영향과 약물상호작용의 유무를 확인한다.

- **정신분열증 환자에 대한 투여금기** ➜ Selegiline, Mazindol
- **병용금기**

  Benamide계를 제외한 항정신병약 ➜ Adrenaline

  Pimozide ➜ Clarithromycin, Erythromycin, HIV protease inhibitor, Azole계 항진균제(외용제는 제외)

일반(비처방성)약 등의 복용상황을 확인한다.

- **건강기능식품**

  비타민 B_3 (niacin) 등

유해반응의 증상 발현을 확인한다.

- **Quetiapine, Olanzapine, Aripiprazole (공통)**

  고혈당, 당뇨성 ketoacidosis, 당뇨병성 혼수, 체중증가
  - Quetiapine : 기립성 저혈압 등
  - Aripiprazole : 불면, 두통, 오심 등

  * 경고 : 현저한 혈당치 상승으로부터 당뇨병성 ketoacidosis, 당뇨병성 혼수 등이 나타나 사망이 우려될 수 있다. 투여 중에는 혈당을 측정한다.

- **Risperidone, Perospirone** : 체중증가, 고프로락틴혈증 등
- **제1세대(정형) 항정신병약(공통)**

  체중증가, 급성 cystonia(사진, 체간, 두경부의 근고축 및 경직), Akathisia(진정함이 없이

가만있지 못함), 지발성 dyskinesia (주로 입주변에 생기는 불수의 운동), 파킨슨병, 과진정, 악성증후군(고열, 근고축, 빈맥, 혈압상승), 고프로락틴혈증, 구갈, 요폐 등

- Phenothiazine계 항정신병약 : 체중 증가, QT 연장 등

복약이행도를 확인한다.

- 자각증상 소실에 의한 복약불이행
- 가족 및 보호자의 설명부족으로 인한 복약불이행

약물치료에 관한 이해도를 확인한다.

- 약품명, 약효, 용법 및 용량, 복용상의 주의사항, 복용을 잊었을 경우의 대처요령 등

생활습관을 확인한다.

- 충분한 휴양
- 금연 · 금주
- 일상생활에서의 적당한 역할
  가사 심부름과 같은 역할을 부여, 간섭이 지나치거나 과보호 하는 것은 재발의 원인임.
- 정신과 건강회복과 일일 간호의 이용

4 파킨슨 질환(Parkinson's disease)

환자의 자각증상을 확인한다.

- 4대 증상

  안정시 떨림, 경직, 운동완만(운동느림), 자세불안정

- 기타

  변비, 배뇨장애(빈뇨), 기립성저혈압, 발한과다, 기름진 얼굴빛 등

환자의 객관적 Data를 확인한다.

- 채혈검사에서 진단이 가능한 Marker는 없음.
- Hoehn & Yahr의 중증도 분류
- CT 또는 MRI 파킨슨병의 경우 명확한 이상은 없음.
- MIBG 심근 Scintigraphy

환자의 위험인자 유무를 확인한다.

- 항파킨슨병약의 장기사용에 수반되는 문제

  Wearing off 현상, On-off 현상, 불수의 운동, 위축 현상 등

- 금기

  - 폐쇄우각녹내장 : L-dopa, Droxidopa
  - 심장판막비후, 심장판가동 제한 및 이에 따르는 협착 등의 심장판막의 병변의 확인, 기타 기왕력 : Cabergoline, Pergolide
  - 정신분열증 또는 기왕력, 각성제, 코카인 등 중추신경흥분제의 의존 또는 그 기왕력 : Selegiline
  - 악성증후군, 횡문근융해증 또는 이의 기왕력 : Entacapone
  - 투석을 필요로 하는 중증의 신애 : Amantadine
  - 녹내장, 중증근무력증 : 항콜린제
  - 요로 폐쇄성 질환 : Piroheptine, Profenamine, Mazaticol, Metixene

- 중증의 말초혈관병변(당뇨병성 괴양 등)이 있는 혈액투석환자 : Droxidopa
- 임부 : 비맥각계 dopamine agonist, Amantadine, Droxidopa
- 임신중독증, 임신고혈압 : Cabergoline, Bromocriptine

- **원칙금기**
  - 코카인중독, 심실성빈맥 : Droxidopa

다른 약제의 영향과 약물상호작용의 유무를 확인한다.

- **파킨슨병을 유발하는 약제**

  항정신병약, Metoclopramide, Reserpine, Methyldopa, Diltiazem, Aprindine, Amiodarone, Tegafur, Carmofur

- **병용금기**

  Selegiline → Pethidine, 3환계 항우울약, SSRI, SNRI
  Droxidopa → Halogen 함유 흡입 마취약, Cathecholamine 제제

일반(비처방성)약 등의 복용상황을 확인한다.

- **일반(비처방성)약**

  변비약 등

유해반응의 증상 발현을 확인한다.

- **L-dopa** : 악성증후군, 오심, 구토, 기립성저혈압, 부정맥, 환각, 망상 등
- **Dopamine agonist (공통)** : 악성증후군, 오심, 구토, 환각, 망상 등
- **맥각계 Dopamine agonist** : 심장판막증 등
- **Selegiline** : 악성증후군, 협심증, 환각, 어지러움, 오심, 구토 등
- **Entacapone** : 악성증후군, dyskinesia, 메스꺼움, 횡문근융해증 등
- **Amantadine** : 악성증후군, 하지부종, 시력저하를 수발하는 비만성표재성 각막염, 환각, 망상 등

- **항콜린약** : 악성증후군, 구갈, 변비, 배뇨장애, 섬망, 건망 등
- Droxidopa : 악성증후군, 혈압상승, 동계 등

복약이행도를 확인한다.

- 자각증상을 수반한 자가진단에 의한 감약 또는 증량하는 복약불이행
- 복약행위에 대한 오해로 인한 복약불이행

약물치료에 관한 이해도를 확인한다.

- 약품명, 약효, 용법 및 용량, 복용상의 주의사항, 복용을 잊었을 경우의 대처요령 등

생활습관을 확인한다.

- 탈수 주의
- 균형있는 식사
- 건강회복

5 간질(Epilepsy)

◆ 환자의 자각증상을 확인한다.

의식장애의 유무, 급격한 근탈격, 급격한 사지의 경련위축, 급격한 근위축, 오그라드는 느낌 등

◆ 환자의 객관적 Data를 확인한다.

- **항전간약의 혈중농도(유효 혈중농도)**

  Phenytoin (10~20 mcg/ml), Phenobarbital (15~40 mcg/ml), Carbamazepine (4~12 mcg/ml), Valproate (50~100 mcg/ml), Ethosuximide (40~100 mcg/ml), Sonisamide (10~30 mcg/ml), Clonazepam (10~70 ng/ml) Gabapentine (2~20 mcg/ml), Topiramate (9~12 mcg/ml)

- **뇌파**
- **MRI**

◆ 환자의 위험인자 유무를 확인한다.

- **간질 발작을 유발하는 인자**

  시각자극, 수면부족, 스트레스, 알코올 등

- **기왕력**

  뇌혈관 장애, 뇌종양, 두부외상, 뇌염 등

- **금기**

  - Porphyrin증 : Carbamazepine
  - 급성간헐성 porphyrin증 : Phenobarbital, Primidone
  - 중증의 혈액장애 : Carbamazepine, Ethosuximide
  - Porphyrin증, 3환계 항우울약 과민증, 제 II도 이상의 방실블록, 고도의 서맥(50회/분 미만) : Carbamazepine
  - 급성간헐성 porphyrin증 : Phenobarbital, Primidone

- 중증의 간장애, 요소 Cycle 이상 : Valproate
- 급성협우각녹내장, 중증근무력증 : Clonazepam, Diazepam, Clobazam

● **원칙금기**

- 임부 : Valproate

다른 약제의 영향과 약물상호작용의 유무를 확인한다.

● **전간발작을 유발하는 약제**

기관지확장약, 항콜린약, 항히스타민제, 인슐린 제제, 페니실린계 항균제, Amitriptyline, Chlorpromazine, Isoniazide, Prochlorperazine 등

● **병용금기**

Carbamazepine → Voriconazole
Phenobarbital → Voriconazole
Phenobarbital elixir → Voriconazole, Disulfiram, Cyanamide 액
Valproate → Carbapenem계 항균제

● **병용주의**

항전간약 병용에 따른 혈중농도의 변동

일반(비처방성)약 등의 복용상황을 확인한다.

● **일반(비처방성)약**

해열진통제

유해반응의 증상 발현을 확인한다.

● **항전간약(공통)** : 졸음, 실조, 간기능장애 등

Carbamazepine : 발진, 복시, 혈액장애 등
Phenytoin : 치육증식, 여드름, 다모, 소뇌위축 등
Phenobarbital : 지적활동 둔마, 다동, 발진, 엽산결핍, 골연화증 등

Valproate : 발진, 탈모, 식욕항진, 고암모니아혈증 등
Ethosuximide : 식욕부진, 두통, 혈구감소 등
Zonisamide : 자극되기 쉬운 상태, 초조감, 식욕부진, 요로결석 등
Gabapentin : 흔들거림, 체중증가, 복시 등
Topiramate : 요로결석, 발한감소 등

복약이행도를 확인한다.

- 자각증상소실에 의한 복약불이행

약물치료에 관한 이해도를 확인한다.

- 약품명, 약효, 용법 및 용량, 복용상의 주의사항, 복용을 잊었을 경우의 대처요령 등

생활습관을 확인한다.

- 적절한 전간발작 시의 응급처치
- 금주
- 규칙적인 생활 수면부족, 과도한 스트레스, 육체적 피로 등을 피한다.

6 치매(Dementia)

◆ 환자의 자각증상을 확인한다.

- **중핵증상** 최근의 기억장애, 견당식장애(시간과 장소를 모르게 되는 장애), 실언, 실행, 실인, 실행기능의 장애 등
- **주변증상** 불안, 초조, 배회, 불은, 폭력, 배설이상 행동 등

◆ 환자의 객관적 Data를 확인한다.

- **질문식 Screen Test**

MMSE 21점 이상 : 경도
20~11점 : 중등도
10점 이하 : 중증도

*MMSE (Mini Mental State Examination)

- **영상검사(MRI, SPECT, CT)**

◆ 환자의 위험인자 유무를 확인한다.

- **기왕력**

알츠하이머병, 혈관장애, 파킨슨병, 갑상선기능저하증, 간성뇌증, 뇌종양 등

- **인지증을 진행시키는 요인**

고혈압, 고콜레스테롤혈증 등

- **합병증**

욕창, 요로감염, 흡인성 폐렴 등

- **금기**

- Piperidine 유도체 과민증 : Donepezil
- 두개내 출혈 후 지혈이 안된 경우 : 뇌순환개선약
- 투석을 필요로 하는 중증 신장애 : Amantadine

- 혼수상태, Barbiturate 유도체 등의 중추신경억제약의 강한 영향하에 있는 경우
  : Risperidone
- Prolactin 분비성 하수체종양(prolactinoma) : Tiapride
- 임부 : Amantadine
  * Piperidine 유도체 : Benidipine, Ifenprodil, Risperidone, Haloperidol, Roxatidine 등

다른 약제의 영향과 약물상호작용의 유무를 확인한다.

- **병용금기**

Risperidone ➜ Adrenaline

일반(비처방성)약과 건강보조식품 등의 복용상황을 확인한다.

- **건강기능식품**

EPA, GABA, Phosphatidylserine, DHA, 은행잎엑기스 등

유해반응의 증상 발현을 확인한다

- Donepezil : 식욕부진, 메스꺼움, 서맥 등
  * 3 mg/day 투여는 유효용량이 아니며, 소화기계 유해반응의 발현을 억제하는 목적
    ➜ 1~2주 후에 5 mg으로 증량
  * 10 mg/day로 증량하는 경우 소화기계 유해반응에 주의한다.
- **뇌순환개선약** : 식욕부진 등
- Amantadine : 섬망, 설사, 어지러움 등
- Risperidine : 기립성저혈압, 고혈당, 변비, 진정 등
- Tiapride : 떨림, 졸음, 여성형 유방 등

◆ 복약이행도를 확인한다.

- 인지기능저하에 의한 복약불이행
- 가족, 보호자의 설명부족에 의한 복약불이행

◆ 약물치료에 관한 이해도를 확인한다.

- 약품명, 약효, 용법 및 용량, 복용상의 주의 사항, 복용을 잊었을 경우의 대처요령 등

◆ 생활습관을 확인한다.

- 일상생활에 있어서의 적절한 부담
  가사나 옷갈아 입는 일들은 되도록 혼자하도록 한다. 역할을 준다. 등
- 적절한 식사
  식사를 한 것을 잊고 다시 식사를 하게 됨으로 인한 과식, 편식에 의한 영양불량에 주의한다.
  비타민 B군, 필수지방산의 섭취
- 적절한 운동
- 사회적 시설, 제도의 이용
  Days-Care Service, 방문서비스, 일상생활 용구(침대 등) 제공 등
- 요양 간호

7 편두통(Migraine)

환자의 자각증상을 확인한다.

- **편두통** 편측성, 박동성(맥박에 맞춰 계속 아픔) 등
- **긴장성두통** 양측성, 후두부가 쪼여지는 느낌, 어깨 및 머리의 결림 등
- **군발두통** 편측의 눈이 흐리고 심한 통증, 통증과 같은 쪽의 결막충혈, 유루, 야간 및 새벽에 일어나는 행위 등

두통의 정도 확인 : 중등도에서 고도(일상생활에 지장을 가져올 정도), 단계별로 오르는 등, 일상운동으로 두통이화

두통의 지속시간의 확인 : 편두통(4~72시간)
급성기 치료약의 복용상황의 확인

두통의 전조증상의 확인 : 반짝반짝하는 빛이나 점, 선이 보이는 경우, 마비감, 실어 등

전조증상으로부터 두통이 생길때까지의 시간확인 : 편두통(60분 이내)

두통의 예조 확인 : 두통의 예감, 졸음, 초조 등

환자의 객관적 Data를 확인한다.

- **영상검사(뇌 CT, MRI)** 편두통의 경우, 통상이상을 인정하지 않는다.

환자의 위험인자 유무를 확인한다.

- **두통을 유발시키는 인자**

  스트레스, 적포도주, 치즈, 커피, 초콜렛, 생리, 소음, 강한 냄새 등

- **두통을 악화시키는 인자**

  갑상선기능이상, 고프로락틴혈증, 만성염증 등

- **기왕력**

  뇌혈관장애, 허혈성 심질환, 전간, 신경증, 우울증 등

- **금기**
  - 조절되지 않는 고혈압성 말초혈관장애 : Triptan계 약제, Ergotamine 제제
  - 심근경색 기왕력, 허혈성심질환 또는 증상과 징후, 이형협심증(관동맥연축), 뇌혈관장애, 일과성 뇌허혈성 발작 기왕력 : Triptan계 약제
  - 혈액투석 중 : Rizatriptan
  - 중증의 간기능장애 : Naratriptan
  - 중증의 신기능장애 : Naratriptan
  - 폐색성혈관장애, 협심증, 관동맥경화증, 충격, 측동맥염, 간기능장애, 패혈증력 : Ergotamine 제제
  - 신기능장애, Pyrazolone계 약제(Sulpyrine, Aminophylline 등) 과민증 기왕력 : Ergotamine tartrate + Caffeine anhydrous + Isopropylantipyrine
  - 두개내 출혈 또는 그 의심증상, 경색급성기 : Omerizine
  - 임부 : Ergotamine 제제, Lomerizine
  - 수유부 : Ergotamine 제제, Lomerizine

다른 약제의 영향과 약물상호작용의 유무를 확인한다.

- **두통을 일으키는 약제**

  진통제, Triptan계 약제, Ergotamine 제제 등

- **병용금기**

  Triptan계 약제, Ergotamine 제제

  → 타 Triptan계 약제, 타 Ergotamine 제제, Ergometrin 주사제, Methylergometrin

  Triptan계 약제(naratriptan 제외)

  → MAO 저해제(MAO 저해제 중단 후 2주 이내에 투여 금지)

  Eletriptan → Ritonavir, Indinavir, Nelfinavir

  Rizatriptan → Propranolol

  Ergotamine 제제 → HIV protease 저해제, Efavirenz, Delavir dine, Macrolide계 항생제, Azole계 항균제

◘ 일반(비처방성)약 등의 복용상황을 확인한다.

- **일반(비처방성)약**

  카페인 함유 해열진통제

◘ 유해반응의 증상 발현을 확인한다.

- **Triptan계 제제** : 일과성흉부, 인후두부압박감, 어지러움, 체열감 등
- **Ergotamine 제제** : 복통, 설사, 구토 등
- Lomerizine : 졸음, 현기증, 오심 등

◘ 복약이행도를 확인한다.

- 급성기 치료약 : 복약의 시기(두통발생 시 또는 전조기)
- 예방약 : 효과가 발혈될 때까지의 자가판단에 의한 복약불이행
- 점비약의 사용법 습득

◘ 약물치료에 관한 이해도를 확인한다.

- 약품명, 약효, 용법 및 용량, 복용상의 주의사항, 복용을 잊었을 경우의 대처요령 등

◘ 생활습관을 확인한다.

- **편두통을 유발하는 인자의 회피**

  특정음식(적포도주, 치즈, 커피, 초코렛 등), 소음, 강한 냄새, 스트레스, 과취침 등
- **편두통 발작 시의 휴면, 안정**

8 뇌경색(Cerebral Infarction)

환자의 자각증상을 확인한다.

편마비, 반측감각장애, 실어, 실인, 상지마비 등

환자의 객관적 Data를 확인한다.

- **혈압** 정상혈압(130/85 mmHg 미만)

  [만성기 조절목표] 치료 개시 2~3개월 : 150/95 mmHg 미만)
  치료 개시 수 개월 이후 : 140/90 mmHg 미만

- **INR (국제표준치비율)**

  [조절 목표] INR 2.0~3.0 (70세 이상 : 1.6~2.6)

환자의 위험인자 유무를 확인한다.

- **뇌경색 위험인자**

  고혈압, 당뇨병, 뇌질이상증, 흡연, 적량을 초과하는 음주, 비만 등

- **기왕력**

  고혈압, 당뇨병, 지질이상증, 심방세동, 심근경색 등

- **금기**

  - 출혈 : Argatroban, Ozagrel, Ticlopidine, Clopidogrel, Cilostazol, Warfarin
  - 뇌경색 또는 뇌색전, 중증의 의식장애를 수반하는 대색전 : Argatroban
  - 뇌색전 : Ozagrel
  - 중증의 신기능장애 : Edaravone, Warfarin
  - 소화성궤양, 출혈성경향, 아스피린 유발 천식 또는 기왕력, 출산예정일 12주 이내의 임부, 저체중 출생아, 신생아 · 유아 : Aspirin
  - 중중의 간장애 : Ticlopidine, Warfarin
  - 백혈구감소증, Ticlopidine 염산염에 의한 혈구감소증 기왕력 : Ticlopidine
  - 울혈성심부전 : Cilostazol

- 출혈가능성, 중추신경계 수술 또는 외상후 얼마 지나지 않은 환자 : Warfarin
- 두개내 출혈 후 지혈이 안된 경우 : 뇌순환개선약
- 임부 : Cilostazol, Warfarin

● **병용금기**

- 간장애 : Ticlopidine

◘ 다른 약제의 영향과 약물상호작용의 유무를 확인한다.

● **뇌경색을 발증할 가능성이 있는 약제**

여성호르몬약 등

● **경고**

Warfarin → Capecitabine

◘ 일반(비처방성)약 등의 복용상황을 확인한다.

● **일반(비처방성)약**

고 콜레스테롤 개선약, 당뇨병약 등

● **건강기능식품**

식물성 스테로이드, EPA

◘ 유해반응의 증상 발현을 확인한다.

● **항응고약, 항혈소판약(공통)** : 출혈

Argatroban : 전격성 간염 등

Ozagrel : 간기능장애, 혈소판 · 백혈구 감소, 신기능장애 등

Edravone : 급성신부전, 전격성간염, 혈소판 · 과립구감소, 파종성혈관내응고 증후군 (DIC) 등

Aspirin : 천식발작, 소화성궤양 등

Ticlopidine : 혈전성혈소판감소성자반병(TTP), 무과립구증, 중증의 간장애, 피진 등

Clopidogrel : 혈전성혈소판감소성자반병(TTP), 무과립구증, 중증의 간장애 등

Cilostazol : 울혈성심부전, 심근경색, 협심증, 심실빈맥 등

Warfarin : 피부괴사 등

- **뇌순환개선약** : 식욕부진 등

복약이행도를 확인한다

- 복약행위의 복잡함으로 인한 복약불이행
- 효과가 실감나지 않음으로 인한 복약불이행

약물치료에 관한 이해도를 확인한다.

- 약품명, 약효, 용법 및 용량, 복용상의 주의사항, 복용을 잊었을 경우의 대처요령 등

생활습관을 확인한다.

- **적정한 식사** 염분제한(10 g/day 미만, 고혈압 7 g/day 미만), 비만방지, 식물섬유의 섭취, 콩식품(와파린 복용)
- **금연, 금주**
- **건강회복의 계속**
- **적절한 입욕법** 40℃ 물에서 오래 담그지 않는다.

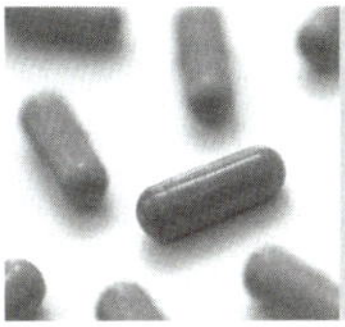

9. 골 · 관절 질환

1 골다공증(Osteoporosis)

환자의 자각증상을 확인한다.

급성동통, 만성요배통, 구배, 원배(새우등 자세), 골절 시 통증(특히 손목뼈, 척추, 고관절) 등

환자의 객관적 Data를 확인한다.

- **골밀도** 정상(약년성인 평균치(YAM)의 80% 이상)
- **뇨 NTX (I 형 콜라겐 가교** N-telopeptide of type I collagen)
  기준치(9.3~54.3 nmolBCE/mmol-Cr)
- **뇨 CTX (I 형 콜라겐 가교** C-telopeptide of type I collagen)
  기준치(40.3~301.4 mcg/mmol-Cr)
- BAP (bone alkalinephosphatase) 기준치(7.9~29.0 U/L)
  [골다공증 치료약의 효과판정] 골량 : 골밀도 증가
  골대사 marker의 치료 전 · 후의 변화율이 최소 유의 변화를 넘으면 유효
  뇨 NTX : 34.0% 개선, 뇨 CTX : 51.1% 개선, BAP : 23.1% 개선

환자의 위험인자 유무를 확인한다.

- **저골량의 위험인자**

  고령, 여성, 칼슘섭취부족, 운동부족, 흡연, 과도한 알콜 섭취 등

- **골다공증에 수반되는 골절의 위험인자**

  낮은 골밀도, 기존 골절, 고령자(폐경 후, 50세 이상), 과도한 알콜 섭취(하루 2단위 이상), 흡연, 대퇴골 · 두경부 골절의 가족력 등

- **기왕력**

  갑상선기능항진증, 류마티스 관절염, 당뇨병, 성선 기능부전 등

- **금기**

  - 고도의 신장애 : Etidronate, Risedronate
  - 골연화증 : Etidronate
  - 식도협착 또는 식도이완불능증의 식도통과 지연장애, 복용 후 30분간 앉거나 서지 못하는 경우, 저칼슘혈증 : Alendronate, Risedronate
  - 폐색전증 : Selective estrogen receptor modulator, Estrogen 제제
  - 심부정맥혈전증, 망막정맥혈전증, 장기부동자세, 항 인지질항체증후군 : Selective estrogen receptor modulator
  - 고칼슘혈증, 신결석, 중증의 신부전 : Ca 제제
  - 에스트로겐 의존성종양, 유방암 혈전정맥염, 동맥성 혈전색전질환, 중증의 간장애, 이상성기출혈 : Estrogen 제제
  - 임부 : Etidronate, Risedronate, Selective estrogen receptor modulator, Estrogen 제제
  - 수유부 : Selective estrogen receptor modulator
  - 소아 : Etidronate

◘ 다른 약제의 영향과 약물상호작용의 유무를 확인한다.

- **골다공증을 일으키는 약제**

  부신피질스테로이드제, Methotrexate

- **저칼슘혈증을 일으키는 약제**

  항전간제, Furosemide 등

- **병용금기**

  Menatetrenone → Warfarin

일반(비처방성)약 등의 복용상황을 확인한다.

- **일반(비처방성)약 · 영양보조식품** Ca (비타민 D_3 복합제), 비타민 K 등
- **건강기능식품** Ca 보급제
- **기호품** 탄산수

유해반응의 증상 발현을 확인한다.

- Bisphosphonate **제제** : 복부불쾌감, 소화성궤양 등
- Selective estrogen receptor modulator : 정맥혈전색전증, 유방팽만 등
- Ca **제제** : 변비 등
- **활성형 비타민 D_3 제제** : 고칼슘혈증 등
- Calcitonin **제제** : 안면홍조, 오심, 천식발작 등
- Estrogen **제제** : 부정출혈, 유방통 등
- **비타민 K_2 제제** : 위장장애 등
- Ipriflavone **제제** : 소화성궤양, 위부불쾌감, 식욕부진 등

복약이행도를 확인한다.

- 기상 시 · 식간복용약, 주기적으로 복용하는 약의 복약이행도

약물치료에 관한 이해도를 확인한다.

- 약품명, 약효, 용법 및 용량, 복용상의 주의사항, 복용을 잊었을 경우의 대처요령 등

생활습관을 확인한다.

- **적절한 식사** Ca 섭취량(1일 800 mg 이상)
- **일광욕**
- **낙상예방**
- **금연 · 금주**

2 퇴행성 관절염(Osteoarthritis)

환자의 자각증상을 확인한다.

동통(움직일 경우 통증), 관절을 움직이기 어려움, 구부리고 늘림이 안됨, 관절의 부종, 보행장애 등

통증 부위의 확인 : 무릎관절, 고관절, 손가락관절 등

환자의 객관적 Data를 확인한다.

- **X선 검사**

병기분류(Kellgren-Lawrence 분류, 요야분류) :

Kellgren-Lawrence 분류 : 0 (정상)~IV (골변화가 심하고 관절 사이의 간격이 협소 (75% 이상을 수반))

요야분류 : 0 (정상)~5 (하중면의 마모 또는 결손(5 mm 이상))

환자의 위험인자 유무를 확인한다.

- **변형성 관절증의 요인**

고령, 비만, 스포츠 등에 의한 외상(인대손상, 반월판 손상 등), 골절 후의 변형치유 등

- **기왕력**

류마티스 관절염, 통풍, 혈우병성 관절증, 척수 공동증 등

- **금기**

- 감염증이 있는 관절강내, 활액낭내, 건초내, 건주위, 동요관절의 관절강내의 감염 : Triamcinolone 관절강내 주사
- 소화성궤양, 중증의 혈액이상, 중증의 간장애, 중증의 심부전, 중증의 고혈압, 아스피린 유발 천식 : NSAIDs

- **원칙금기**

- 유효한 항균제가 없는 감염증, 전신의 진균증, 소화성궤양, 정신병, 결핵성질환, 단순포진성각막염, 후낭백내장, 녹내장, 고혈압, 전해질이상, 혈전증, 최근에 실시한

장수술, 급성심근경색 : Triamcinolone 관절강내 주사

다른 약제의 영향과 약물상호작용의 유무를 확인한다.

- **관절장애를 유발하는 약제**

  부신피질스테로이드약의 관절강내 주사 등

- **병용금기**

  Ketoprofen ➜ Ciprofloxacin

  Flubiprofen ➜ Enoxacin, Lomefloxacin, Norfloxacin, Prulifloxacin

  Indomethacin, Acemetacin, Indomethacin, Proglumetacin,
  Diclofenac ➜ Triamteren

  Ampiroxicam · Piroxicam ➜ Ritonavir

일반(비처방성)약 등의 복용상황을 확인한다.

- **일반(비처방성)약**

  Chondroitin 함유 제제, 소염진통제 외용약

- **건강기능식품**

  Chondroitin, Hyaluronic acid 등

유해반응의 증상 발현을 확인한다.

- Hyaluronic acid : 관절주사 투여관절의 동통, 투여 후의 일과성 동통, 종창 등
- **부신피질스테로이드약 관절강내 사용**

  : 투여관절의 불안정화, 동통, 종창, 압통의 악화, 당뇨병, 감염증 유발, 소화성궤양, 정신장애, 골다공증, 실명, 시력장애 등

- NSAIDs : 소화성궤양, 급성신부전, 천식발작 등

  - Celecoxib : 심근경색, 뇌졸중, 졸음, 어지럼증 등

  * 외국에서는 COX-2 선택성 저해제 등의 투여에 의하여 심근경색, 뇌졸중 등의 중상이 나타남.

경우에 따라서 치명적인 심혈관계 혈전색전성사고의 위험을 증대시킬 가능성이 있음. 이러한 위험은 사용기간과 더불어 증가할 가능성이 있다고 경고함.

- **NSAIDs 외용약** : 접촉성 피부염, 광선과민증 등
- Neurotrophin : 위부불쾌감, 오심, 구역질 등

복약이행도를 확인한다.

- 통증 조절 불량에 의한 NSAIDs의 과량복용

약물치료에 관한 이해도를 확인한다.

- 약품명, 약효, 용법 및 용량, 복용상의 주의사항, 복용을 잊었을 경우의 대처요령 등

생활습관을 확인한다.

- 비만의 해소
- 과도한 운동 근력운동, 스트레칭 등
- 온열요법 입욕, 온천욕, hot-bag 등
- 장비의 이용 지팡이, supporter, 보족용 깔창 등

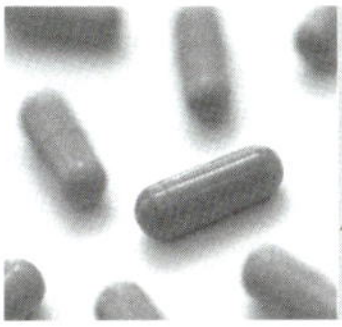

10. 비뇨기계 질환

1 과활동성 방광질환(Overactive Bladder, OAB)

환자의 자각증상을 확인한다.

요의 절박감, 배뇨통, 요 저하, 잔뇨감 등

배뇨회수의 확인, 주간빈뇨줄기 및 야간빈뇨 여부의 확인

- **요의 압박감** 급히 요가 마려워서 참기가 어렵다.
  급히 요가 마려워서 참지 못하고 요가 나온다.
- **과활동성방광** 1일 배뇨 횟수가 8회 이상이면서 요의 절박감이 주 1회 이상

환자의 객관적 Data를 확인한다.

- **요검사**
  - 요잠혈 · 요당 기준치(음성)
  - 요비중 기준치(1.002~1.030)
  - 백혈구 기준치(0~2개/10 HPF)
- **잔뇨측정** 잔뇨 있음(50 ml 이상)

환자의 위험인자 유무를 확인한다.

- **과활동성 방광의 병인**

  신경성 : 뇌혈관장애, 파킨슨병, 인지증, 뇌종양, 척수손상, 다발성 경화증, 경추증, 척추관 협착증 등

  비신경성 : 하부 요로폐색(전립선비대), 연령증가에 따른 골반하부의 취약화, 특발성

- 금기
  - 중증의 심질환, 중증근무력증 : 항콜린제
  - 마비성 장폐색증 : Imidafenacin, Oxybutynin, Tolterodine, Solifenacin
  - 요폐 : Imidafenacin, Tolterodine, Solifenacin
  - 명확한 하부 요로 폐쇄 증상이 있는 배뇨곤란, 요폐 등, 쇠약환자 또는 고령자의 장관 이완증 : Oxybutynin
  - 하부 요로에 고도통과장애 : Flavoxate
  - 하부 요로 폐쇄 : Propiverine, Clenbuterol
  - 폐쇄각녹내장 : Imidafenacin, Solifenacin
  - 녹내장 : Oxybutynin, Propiverine
  - 위 · 장 atony : Tolterodine, Solifenacin, Propiverine
  - 안압조절이 되지 않는 폐쇄우각녹내장 : Tolterodine
  - 유문 · 십이지장 · 장관폐색 : Imidafenacin, Solifenacin, Propiverine, Flavoxate
  - 소화관운동 · 긴장저하 : Imidafenacin
  - 중증의 간기능장애 환자(Child-Pugh grade C) : Solifenacin
  - 수유 : Solifenacin

다른 약제의 영향과 약물상호작용의 유무를 확인한다.

- **빈뇨, 요실금을 유발하는 약제**

  이뇨제, 항알레르기약(tranilast), 항불안약(diazepam, fludiazepam), 근이완약(baclofen, dantrolene)

- **배뇨곤란, 요폐를 유발하는 약제**

  마약, 감기약, 진경제, 3환계 항우울약, 항부정맥약(dispyramide, cibenzoline), 파킨슨병약(trihexyphenydyl, biperidine), 소화성궤양 치료제(dicyclomine + aluminium hydroxide, propantheline + chlorphyll) 등

일반(비처방성)약 등의 복용상황을 확인한다.

- **일반(비처방성)약**

  한방약(팔미지황환, 청심연자음, 우차신기환 등)

유해반응의 증상 발현을 확인한다.

- **항콜린약** : 구갈, 변비, 복통, 간기능장애, 요폐, 안조절 장애 등
- **평활근 이완제(flavoxate)** : 위장장애, 간기능장애, 요폐 등
- β_2 **효능약(clenbuterol)** : 떨림, 가슴두근거림, 저칼륨혈증 등
- α_1 **차단제(공통)** : 기립성 저혈압, 기립성 어지러움, 현훈, 두통, 간기능장애 등

  - Silodosin : 사정장애 등

복약이행도를 확인한다.

- 환자가 효과가 없다고 판단하여 발생하는 복약불이행

약물치료에 관한 이해도를 확인한다.

- 약품명, 약효, 용법 및 용량, 복용상의 주의사항, 복용을 잊었을 경우의 대처요령 등

생활습관을 확인한다.

- **과잉의 수분 섭취 제한**
- **카페인, 알콜 섭취 제한**
- **골반 아래 근육 체조** 골반 아래 근육(요도, 질, 항문)을 3~10초간 수축, 1일 10~20분간
- **배뇨 습관의 변경** 배뇨일지, 배뇨개조(시간배뇨유도, 배뇨패턴유도)

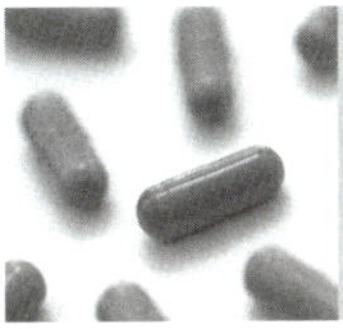

11. 안과 질환

1 녹내장(Glaucoma)

환자의 자각증상을 확인한다.

안통, 두통, 안개낀듯한 시야, 시야결손 등

환자의 객관적 Data를 확인한다.

- **안압검사** 정상안압(10~21 mmHg)
  [조절목표] 초기예(19 mmHg 이하)
  중기예(16 mmHg 이하)
  후기예(14 mmHg 이하)
- **세극등 현미경 검사** 각결막, 전방, 홍채, 수정체의 형상이상
- **우각경 검사**
  Shaffer 분류 Grade 0 : 우각 폐쇄가 생기고 있음. Grade 3~4 : 우각 폐쇄가 일어나지 않음.
- **안저검사** 시신경 유두 또는 망막신경섬유층의 형상변화

환자의 위험인자 유무를 확인한다.

- **기왕력** 포도막염, 초자체 수술 후, 백내장 수술 후 등
- **금기**
  - 협우각과 전방이 얕은 등의 안압상승의 소인 : Dipivefrin
  - 조절되지 않는 심부전 : β · αβ 수용체 차단 점안제

- 동성서맥, 방실블록(II, III도), 심원성 블록, 기관지천식, 기관지경련 또는 기왕력, 중증의 만성폐쇄성폐질환 : Timolol 점안액, Carteolol 점안액, Nipradilol 점안액, Levobunolol 점안액
- 홍채염 : Pilocarpine
- 중증의 신장애 : 탄산 탈수효소저해 점안약
- Sulfonamide계 과민증, 간경화 등의 진행된 간질환, 고도의 간기능장애, 무뇨, 급성신부전, 고염소혈증, Acidosis, 체액성 Na · K 의 명확한 감소, 부신기능부전 에디슨 병 : 장기 투여금기
- 만성 폐쇄성 우각녹내장 : Acetazolamide
- 급성 두개내혈종 : D-mannitol, Isosorbide
- 선천성 Glycerin · 과당대사이상증 · 성인발증 II형 Citrulline 혈증 : Concentrate glycerine fructose 주사
- 임부 : Betaxolol 점안액

다른 약제의 영향과 약물상호작용의 유무를 확인한다.

- **녹내장을 유발하는 약제**

  부신피질스테로이드제 등

- **녹내장을 악화시키는 약제**

  항콜린작용을 갖는 약제(항히스타민제, 항부정맥약, 항파킨슨병약, 3환계 및 4환계 항우울약, 빈뇨 치료제, 감기약, 진해제 등), 아질산약, 편두통 치료제 등

일반(비처방성)약 등의 복용상황을 확인한다.

- **일반(비처방성)약**

  점안약

유해반응의 증상 발현을 확인한다.

- **교감신경자극약** : 결막충혈, 심계항진, 두통 등

- **β 수용체 차단약, α·β 수용체 차단약**
  안자극감, 각막상피장애, 천식발작, 서맥, 부정맥, 저혈압 등
- **α1 수용체 차단약 :** 결막충혈 등
- **부교감신경자극약 :** 암흑감, 시력저하, 설사, 오심, 구토, 발한, 침흘림 등
- **Prostaglandin 관련약 :** 결막충혈, 안자극감, 홍채-안검색소 침착 등
- **탄산 탈수소효소 저해 내복약**
  사지의 마비감, 저칼륨혈증, 위장장애, 재생불량성빈혈, 무과립구증 등
- **탄산탈수소효소 저해 점안약 :** 안자극감, 점안직후 안구의 모호불투명 등
- **고삼투압 주사약 :** 두통, 현훈, 구갈, 오심, 설사, 전해질 이상 등
- **고삼투압 내복약 :** 메스꺼움, 구토, 설사 등

복약이행도를 확인한다.

- 점안약의 사용법 습득 여부

약물치료에 관한 이해도를 확인한다.

- 약품명, 약효, 용법 및 용량, 복용상의 주의사항, 복용을 잊었을 경우의 대처요령 등

생활습관을 확인한다.

- **적절한 수분 섭취**
- **적절한 의복** 목둘레가 편안한 복장

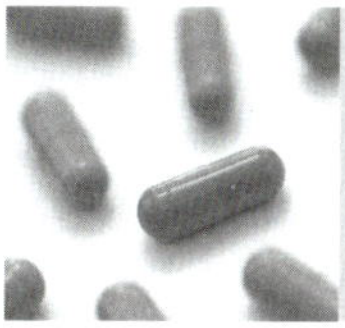

12. 이비인후과 질환

1 알러지성 비염(Allergic Rhinitis)

◘ 환자의 자각증상을 확인한다.

발작성 및 반복성의 재채기, 맑은 콧물, 코막힘, 눈 및 코의 가려움, 두통, 초조감, 권태감 등
증상의 빈도 및 정도의 확인
증상이 나타나기 시작한 시기의 확인

◘ 환자의 객관적 Data를 확인한다.

- **비경(콧구멍)검사**
- **콧물 중 호중구** 알레르기 질환으로 증가
- **혈청 IgE 항체** 기준치(250 IU/ml 이하)
- **피부 테스트** 기준치(음성)

◘ 환자의 위험인자 유무를 확인한다.

- **알레르기성 비염을 유발하는 항원** 집먼지, 이, 애완동물, 화분 등
- **금기**
  - 녹내장, 전립선비대증, 하부 요로 폐쇄성 질환
    : 제1세대 항히스타민제, Mequitazine, Cerestamine
  - Phenothiazine계 과민증상 : Promethazine, Mequitazine
  - Hydroxyzine 과민증상 : Cetirizine
  - 임부 : Pemirolast

다른 약제의 영향과 약물 상호작용의 유무를 확인한다.

일반(비처방성)약 등의 복용상황을 확인한다.

- **일반(비처방성)약**

  염산 함유 비염용 내복약(콘택 600, 비염용 점비약, 점안약)

유해반응의 증상 발현을 확인한다.

- **제1세대 항히스타민제** : 졸음, 전신권태, 구갈, 배뇨장애 등
- **제2세대 항히스타민제** : 간기능장애, 소화기증상, 졸음 등
- **경구 Chemical Mediator 유리억제제(공통)** : 소화기장애, 소화기증상, 발진
- Tranilast : 방광염양 증상 등
- Leukotriene **수용체 길항제**(pranlukast)

  백혈구 및 혈소판 감소, 간기능장애, 발진, 설사 등
- **항** PGD_2, Thromboxan A_2 **약** : 출혈경향, 간기능장애, 발진, 복통 등
- **경구 스테로이드제**

  감염증의 유발, 부신피질 기능저하, 당뇨병, 만월양 얼굴, 녹내장 등
- **비분무용 스테로이드제** : 비자극감, 건조, 비출혈 등
- **비분무용** Chemical Mediator **유리억제제, 항히스타민제** : 비자극감, 졸음 등
- **점비용 혈관수축제** : 습관성, 반동증상, 반응성 저하 등

복약이행도를 확인한다.

- 효과가 발현하기까지의 자가판단에 의한 복약불이행
- 점비약(분무용, 액체)의 사용방법
- 점안약의 사용방법

약물치료에 관한 이해도를 확인한다.

- 약품명, 약효, 용법 및 용량, 복용상의 주의사항, 복용을 잊었을 경우의 대처요령 등

생활습관을 확인한다.

- **Allergen의 제거, 회피**

  실내 진드기의 제거 1회 20초/㎡ 주 2회 이상, 실내 습도 50%, 20~25℃

  애완동물(특히 고양이) 항원의 감량

  화분의 제거, 회피 화분정보에 주의, 외출 시 마스크, 안경, 귀가 시 의복을 털고 입실, 세안, 가글, 코풀기 등

- **금연 · 금주**

2 현기증(Vertigo)

◆ 환자의 자각증상을 확인한다.

- **현훈** : 빙글빙글 도는 느낌, 들뜬 느낌, 흔들리는 느낌, 멍한 느낌, 동작 시 흔들하는 느낌
- **와우증상** : 난청, 이폐색감, 이명 등
- **기타** : 현기에 따른 오심, 구토, 불안 등
  현기의 지속시간 확인

◆ 환자의 객관적 Data를 확인한다.

- **안진검사**
  메니에르병(Meniere)의 경우 : 자발안진(spontaneous nystagmus),
  두위안진(positional nystagmus)
- **청력검사** 메니에르병의 경우 : 저음부의 골도 청력저하

◆ 환자의 위험인자 유무를 확인한다.

- **현기증의 원인** : 과로, 수면부족
- **기왕력**
  뇌혈관장애, 척추소뇌변성증, 우울증, 고혈압, 저혈압, 경추증, 부정맥 등
- **금기**
  - 중증의 신기능장애 : Difenidol
  - 중증의 관동맥질환, 두부 및 경부외상직후 : Isoprenaline
  - 뇌출혈 직후 : Kallidinogenase
  - 두개내 출혈 발작 후의 지혈이 안된 경우 : Ipenoprodil, Ibudilast
  - 녹내장, 전립선비대 등 하부요로 폐쇄성 질환
    : Diphenhydramine + Diprophylline, Promethazine
  - Phenothiazine계 과민증, 혼수상태, 중추 신경억제제에 의한 영향
    : Promethazine, Perphenazine

- 급성 두개내 출혈 : Isosorbide
- 순환 허탈상태 : Perphenazine
- 급성협우각녹내장, 중증근무력증 : Clotiazepam
- 2세 미만의 유소아 : Promethazine

● **원칙금기**

- 피질하부의 뇌장애가 의심되는 경우 : Perphenazine

◘ 다른 약제의 영향과 약물상호작용의 유무를 확인한다.

● **청각기관독성을 가진 약제**

Aminoglycoside계 항균제, 기타 항균제(ampicilline, vancomycin, erythromycin 등), Cisplatin, Furosemide, Aspirin 등

● **뇌순환부전에 의한 현기증을 일으키는 약제**

혈압약, 혈관확장제, 이뇨제

● **중추신경억제에 의한 현기증을 일으키는 약제**

NSAIDs, 항전간약, 항불안약, 최면진정제, 항우울약, 항전신병약, 근이완제 등

● **병용금기**

Isoprenaline → Adrenaline, Ephedrine, Methylephedrine
Dimenhydrinate → MAO 저해제
Perphenazine → Adrenaline

◘ 일반(비처방성)약 등의 복용상황을 확인한다.

● **일반(비처방성)약**

멀미 예방약, 진훈약(뇌신경약, 영계출감탕, 당귀작약산, 오령산 등)

● **건강기능식품**

비타민 B군 등

유해반응의 증상 발현을 확인한다.

- Sodium bicarbonate : 혈관통, 입술 부르틈, 지각이상 등
- **뇌혈관확장제(항 현훈제)**(betahistamine, difenidol, isoprenaline)
  - Difenidol : 부동감, 불안정감 등
  - Isoprenaline : 빈맥 등
- **뇌순환, 대사개선제**(kallidinogenase, ifenprodil, ATP 과립, ibudilast) : 식욕부진 등
- **항히스타민제**(dramamine, diphenhydramine, promethazine) : 졸음, 메스꺼움 등
- **항정신병약**(perphenazine) : 졸음, 코막힘, 구갈, 변비, 빈맥, 악성증후군, 운동성 dyskinesia 등
- **항불안약**(clotiazepam) : 졸음, 흔들거림, 근긴장저하 등

복약이행도를 확인한다.

- 자각증상소실에 의한 복약불이행

약물치료에 관한 이해도를 확인한다.

- 약품명, 약효, 용법 및 용량, 복용상의 주의사항, 복용을 잊었을 경우의 대처요령 등

생활습관을 확인한다.

- 스트레스 해소
- 수분 과다섭취 주의
- 금주 · 금연
- 기압변화에 주의
- 승차 멀미에 주의

13. 피부 질환

1 아토피성 피부염(Atopic Dermatitis)

환자의 자각증상을 확인한다.

가려움증, 피부건조, 발진, 홍반, 피부비대 등

가려운 부위의 확인 : 이마, 목둘레, 입주변, 머리, 팔꿈치, 무릎, 손목의 관절주위, 등, 복부 등

환자의 객관적 Data를 확인한다.

- 호중구수 기준치(50~590/ul)
- LDH (유산 탈수소효소) 기준치(120~240 IU/L)
- IgE 기준치(170 IU/ml 이하)
- RAST allergen 기준치(0.34 IU/ml 이하)

환자의 위험인자 유무를 확인한다.

- **아토피성 피부염의 원인, 악화인자**

  식물, 환경인자(이, 집먼지), 발한, 세균 · 진균, 스트레스, 접촉항원 등

- **금기**

  - 세균 · 진균 · 바이러스 피부감염증, 고막에 천공이 있는 습진성 외이도염, 궤양(베체트병 제외), 제2도 심재성 이상의 열상 · 동상 : 스테로이드 외용약
  - 궤양, 뚜렷하게 국면을 형성하고 있는 미란, 고도 신장애, 고칼륨혈증, 어린선양 홍피증을 갖는 질환 : Netherton 증후군 등

- PUVA 요법 등의 자외선 요법 실시 중 : Tacrolimus 연고
- 출혈성 혈액질환, 최소한 출혈에도 중대한 결과를 가져오는 것이 예상되는 것 : Heparinoid
- 녹내장, 전립성 비대 등 하부요로 폐색성 질환 : 제1세대 항히스타민약, Mequitazine
- 임부 : Tacrolimus 연고
- 저체중 신생아, 신생아, 유아, 2세 미만의 유아 : Tacrolimus 연고(소아용)

- **원칙금기**

  - 피부감염증 : Tacrolimus 연고

다른 약제의 영향과 약물상호작용의 유무를 확인한다.

- **외용약 혼합에 의한 약물 투과성의 변화**

  스테로이드 외용약 + 요소 함유 연고 → 경피흡수량이 2~5배 증가된다는 보고가 있음.
  스테로이드 외용약 + 헤파린 유사물질 연고 → 경피흡수량이 약 2배 증가된다는 보고가 있음.

일반(비처방성)약 등의 복용상황을 확인한다.

- **일반(비처방성)약**

  스테로이드 함유 외용약, 보습제

유해반응의 증상 발현을 확인한다.

- **스테로이드 외용약**

  피부감염증, 스테로이드 좌창, 구진피부염, 피부위축, 모세혈관확장, 자반, 다모, 색소탈색 등
  - 안검피부에 사용 : 안압항진, 녹내장 등
  - 밀봉법(ODT법) : 후낭백내장, 녹내장 등

- **Tacrolimus 연고**

  일과성 피부자극감(작열감), 따끔거림, 통증, 고혈압, 소양감, 피부감염증, 좌창 등

- **요소함유 연고** : 일과성 또는 투여 초기에 나타나는 자극증상(동통,열감) 등
- **제1세대 항히스타민제** : 졸음, 전신권태, 구갈 등
- **제2세대 항히스타민제** : 간기능장애, 소화기증상, 졸음 등
- **경구 Chemical Mediator 유리억제제(공통)** : 간기능장애, 소화기증상, 발진 등
  - Tranilast : 방광염양 증상 등

복약이행도를 확인한다.

- 외용약의 적정사용(횟수, 도포량, 부위 등)

약물치료에 관한 이해도를 확인한다.

- 약품명, 약효, 용법 및 용량, 복용상의 주의사항, 복용을 잊었을 경우의 대처요령 등

생활습관을 확인한다.

피부관리	매일 입욕, 적당한 온도와 습도, 자극이 적은 의복의 착용, 손톱 짧게 깎기 등
Allergen 제거	이, 집먼지, 환경인자 등

2 욕창(Decubitus)

◆ 환자의 자각증상을 확인한다.

- **욕창의 상태평가(DESIGN)**

  깊이(D), 침출액(E), 크기(S), 염증 및 감염(I), 육아조직(G), 괴사조직(N), 포켓트(P)

- **부위**

  부위 확인 : 선골부, 장골부, 대전자부, 종부, 후두부, 견갑부, 주두부, 좌골부 등

◆ 환자의 객관적 Data를 확인한다.

- **일상생활자립도** 진료계획서 작성의 대상(잠들어 있는 경우(등급 B · C))
- **알부민** 기준치(4.0~5.0 g/dl)
- **Hb** 기준치(남성 13.5~17.6 g/dl, 여성 11.3~15.2 g/dl)
- **Zn (아연)** 기준치(65~110 mcg/dl)

  [조절 목표] 알부민(2.5~3.5 g/dl 이상), Hb (10~11 g/dl), Zn (70~150 mcg/dl)

- **간이 체압측정** 양와위 선골 체압치(40 mmHg 미만)
- **Braden 스케일** 욕창발생 위험점수(병원 : 14점, 시설 · 재택 : 17점)

◆ 환자의 위험인자 유무를 확인한다.

- **욕창발생의 위험인자**

  자력으로 체위를 변경할 능력이 저하된 경우, 병적 뼈돌출, 관절구축, 영양상태 나쁨, 피부의 습윤(다한, 요실금, 변실금), 부종 등

- **금기**

  - 요오드 과민증 : Lodine, Sucrose povidone iodine
  - 설파제 과민증 기왕력 · 경증 열상 : Silver sulfadiazine
  - 달걀 알레르기 : Lysozyme
  - 투여 부위에 악성 종양 또는 기왕력 : Fibrast spray

- 중증의 심부전, 출혈(두개 내 출혈, 출혈성 안질환, 소화관 출혈, 객혈 등) : Alprostadil 연고
- 소혈액을 원료로 하는 제제 : Fibrolysin + Deoxyribonuclease
- 과민증 기왕력 : Anextract from hemolysed blood of young cattle
- 신장애 · 심장애 : Iodoform 거즈
- 임부 : Alprostadil 연고
- 신생아 및 저체중 신생아 : Silver sulfadiazine

다른 약제의 영향과 약물상호작용의 유무를 확인한다.

일반(비처방성)약 등의 복용상황을 확인한다.

- **일반(비처방성)약**

  약산성 세정제, 발수제, 보호 보습제

유해반응의 증상 발현을 확인한다.

- Iodine, Sucrose povidone iodine : 갑상선기능 이상증
- Fibrolysine · deoxyribonuclease : 천식발작, 발진, 발적, 종창, 가려움증, 발열 등
- Silver sulfadiazine : 백혈구 감소, 피부괴사, 소양감, 종창, 구진, 작은 수포, 과민증(발진, 광선과민증), 균교대증 등
- Bromelain **연고** : 출혈, 동통 등
- Alcloxa : 소양감, 동통, 자극감
- Lysozyme : 홍반, 발적, 수포, 소양감, 삼출액 과다, 악취 등
- Fibrast spray : 과잉육아조직 등
- Tretinoin tocoferil **연고** : 발적, 홍반, 소양감, 동통, 출혈 등
- Bucladesine sodium **연고** : 출혈증상, (대량 또는 장기투여) 혈압저하, 빈맥 등
- Alprostadil alfadex **연고** : 출혈, (대량투여) 혈압강하, 동계 등
- An extract from hemolysed blood of young cattle : 연고 자극감 등
- Iodoform **거즈** : 요오드 중독(흥분, 선망, 초조, 방향 감각장애, 식욕부진, 두통, 빈맥) 등

복약이행도를 확인한다.

- 외용약의 적정사용(횟수, 도포량 등)
- 드레싱 재료의 적정사용(교환횟수, 크기 등)

약물치료에 관한 이해도를 확인한다.

- 약품명, 약효, 용법 및 용량, 복용상의 주의사항, 복용을 잊었을 경우의 대처요령 등

생활습관을 확인한다.

- 피부관리
- 지속적인 압박의 회피 2시간마다 체위 변환, 체압분산 침구의 사용 등
- 충분한 영양

14. 감염성 질환

1 감기 · 인플루엔자(Common Cold Syndrome · Influenza)

환자의 자각증상을 확인한다.

- **감기증후군** : 비인두의 건조감, 재채기, 발열(경도), 콧물, 인두통, 기침, 권태감 등
- **인플루엔자** : 오한, 두통, 고열(38℃ 이상), 관절통, 근육통, 콧물, 인두통, 기침, 구토, 설사 등

환자의 객관적 Data를 확인한다.

인플루엔자 항원	기준치(A형, B형 음성)
CRP	기준치(0.3 mg/dl 이하)
Cr	기준치(남성 0.61~1.04 mg/dl, 여자 0.47~0.70 mg/dl)
연령	연령에 맞는 투여량의 확인
체중	체중에 맞는 투여량의 확인

환자의 위험인자 유무를 확인한다.

- **인플루엔자 합병증을 일으킬 가능성**

  고령자 : 기관지염, 폐렴 등

  소　아 : 레이증후군(Reye's syndrome), 인플루엔자 뇌염, 뇌증 등

  유　아 : 중이염, 발열성 경련 등

- **기왕력**

녹내장, 전립선 비대, 기관지천식, 아스피린 천식, 만성 폐쇄성 폐질환, 신기능장애, 만성 심질환, 당뇨병 등

- **경고**

Oseltamivir : 10세 이상의 미성년자에는 이 약 복용 후 이상행동의 발현이 보고된 바 있으므로 고위험 환자로 판단되는 경우를 제외하고는 원칙적으로 사용을 삼가한다.

Amantadine : 정신장애가 있는 환자 또는 중추신경에 작용하는 약제를 투여하는 중인 환자는 유익성이 위험성을 상회하는 경우에만 투여한다. 전간 또는 그 기왕력이 있는 환자 및 경련소인이 있는 환자에는 발작을 유발 또는 악화시킬 수가 있다.

- **금기**

- 투석을 필요로 하는 중증의 신장애 : Amatadine
- 소화성 궤양, 아스피린 천식 또는 그 기왕력 : 종합감기약, Acetaminophen, Diclofenac
- 녹내장, 전립성비대 등 하부요로의 폐쇄성질환 : 종합감기약, 제1세대 항히스타민제
- 혼수 상태의 환자 또는 바루피스산 유도체, 마취제 등의 중추신경억제제의 강한 영향을 받는 경우, 2세 미만의 유소아 : 종합감기약
- 중증의 혈액이상, 간장애, 신장애, 심기능부전 : Acetaminophen, Diclofenac
- 중증의 고혈압, 인플루엔자의 임상경과 중의 뇌염, 뇌증 : Diclofenac
- 달걀 알레르기 : Lysozyme
- 임부 : Amantadine, Diclofenac

다른 약제의 영향과 약물상호작용의 유무를 확인한다.

- **병용금기**

Diclofenac → Triamterene

Dextromethorpan → Selegiline

일반(비처방성)약 등의 복용상황을 확인한다.

- **일반(비처방성)약**

  종합감기약, 해열진통제, 비염약, 진해거담제, 가글제, 구내정(troche), 드롭푸스, 드링크제, 한방약(갈근탕, 소청룡탕, 소시호탕, 맥문동탕, 길경탕 등) 등

- **건강기능식품**

  비타민 A, 비타민 C

유해반응의 증상 발현을 확인한다.

- Oseltamivir : 설사, 복통, 메스꺼움, 의식장애, 이상행동 등
- Zanamivir : 기관지연축, 호흡곤란
- Amantadine : 설사, 현훈, 기립성 저혈압, 기분고양, 불면, 구내건조, 구갈 등
- **해열진통제** : 스티븐슨 존슨 증후군, 천식발작의 유발, 급성 신부전, 졸음 등
- **제 1세대 항히스타민제** : 졸음, 전신권태, 구갈 등
- **진해제** : 졸음, 변비

복약이행도를 확인한다.

- Zanamivir : 흡입약의 사용법 습득, 기타 흡입약을 병용하는 경우의 흡입순서

  만성 호흡기 질환의 치료에 사용하는 흡입약 → Zanamivir의 순으로 흡입

- '필요시 복용' 지시의 불이행(과잉사용, 투여간격)

약물치료에 관한 이해도를 확인한다.

- 약품명, 약효, 용법 및 용량, 복용상의 주의사항, 복용을 잊었을 경우의 대처요령 등

생활습관을 확인한다.

- 안정
- 영양과 수분보급
- 적절한 보온 및 습도
- 마스크 사용
- 양치질, 손씻기

2 폐결핵(Pulmonary Tuberculosis)

◆ 환자의 자각증상을 확인한다.

- **전형적 증상** : 2주 이상 계속되는 감기, 가래, 미열, 가래를 동반하는 기침
- **기타 증상** : 전신권태감, 체중감소, 식욕부진, 흉통, 호흡곤란 등

◆ 환자의 객관적 Data를 확인한다.

- **결핵균 검사**

객담도말검사	기준치(음성)
객담배양검사	기준치(음성)
핵산증폭 동정검사	기준치(음성)

● Tuberculin 반응	경결 또는 발적 유의한 반응(결핵감염이 생각됨) : BCG 접종력 있으며 접촉력은 없음(경결 20 mm 이상 또는 발적 40 mm 이상).
● **흉부 검사**	폐침윤
● **약제감수성 시험**	약제명 · 감수성
● AST	기준치(10~40 IU/L)
● ALT	기준치(5~40 IU/L)
● **시력검사** 좌우	
● **청력검사** 좌우	기준치(30 db 이하)

◆ 환자의 위험인자 유무를 확인한다.

- **항결핵약 치료에 영향을 주는 위험인자**

항결핵약 치료력, 고령(80세 이상), 만성 간장애, 당뇨병, 진폐, HIV, 부신피질스테로이드제, 면역억제제의 투여, 요산혈증, 통풍환자 등

- **기왕력**

면역부전, 인공투석, 위절제, 당뇨병 등

- **금기**
  - 중증의 간장애 : Rifampicin, Isoniazid
  - 담도폐색증 : Rifampicin
  - 간장애 : Pyrazinamide
  - 고칼륨혈증 : PAS 과립
  - 간질 등의 정신장애 : Cycloserine
  - 임부 : Levofloxacin
  - 소아 : Levofolxacin
- **원칙금기**
  - 본인 또는 가족이 Aminoglycoside계 항균제에 의한 난청 또는 기타의 난청 : Streptomycin 주 사용
  - 시신경염, 당뇨병, 알콜중독, 유아 : Ethambutol
  - 본인 또는 가족이 Streptomycin 난청 또는 기타의 난청 : Enviomycin

다른 약제의 영향과 약물상호작용의 유무를 확인한다.

- **폐결핵 환자에 대한 투여금기** → KI (potassium iodide)
- **병용금기**

  Rifampicin → Indinavir, Saquinavir, Nelfinavir, Fosamprenavir, Atazanavir, Amprenavir, Delavirdine, Voriconazole, Praziquantel

일반(비처방성)약 등의 복용상황을 확인한다.

유해반응의 증상 발현을 확인한다.

- **Rifampicin** : 위장장애, 간장애, 감기 유사 증후군, 무과립구증, 담마진 등
- **Isoniazid** : 사지의 소양감, 시신경염, 간장애, 발열, 발진 등
- **Pyrazinamide** : 간장애, 요산치 상승 등
- **Streptomycin** : 제8뇌신경장애(현훈, 이명, 난청 등) 등

- Ethambutol : 시력장애, 하지의 마비감, 불안, 불면 등
- Rifabutin : 뇨, 변, 타액, 객담, 발한, 눈물, 피부가 등갈색으로 변색

◇ 복약이행도를 확인한다.

- 식전약의 복약이행 상황
- 6개월간의 확실한 복용
- 자각증상소실에 의한 복약 불이행

◇ 약물치료에 관한 이해도를 확인한다.

- 약품명, 약효, 용법 및 용량, 복용상의 주의사항, 복용을 잊었을 경우의 대처요령 등

◇ 생활습관을 확인한다.

- **금연 · 금주**
- **적절한 식사**

  Isoniazid 복용시 Histidine을 많이 함유한 고기(참치 등), Tyramine을 다량 함유한 식품(치즈 등)의 섭취를 삼가한다.

- **감염원이 되지 않기 위한 방안** 기침이 계속되는 경우는 마스크를 착용한다.
- **예방**

  BCG 생후 6개월 이내에 접종

  화학예방 Isoniazid 단독요법(7~8 mg/kg : 6개월 또는 9개월)

  충분히 균형잡힌 식사

3 성병(Sexually Transmitted Disease, STD)

환자의 자각증상을 확인한다.

- **성기 콘딜로마 감염증**

  남성 : 배뇨통, 요도분비물(장액성, 소량~중등량),

  임균성 요도염에 비해 경증의 경우가 많다.

- **임균감염증**

  남성 : 배뇨통, 요도분비물(다량, 황백색, 농성)

  여성 : 분비물, 대부분의 경우에는 무증후성

- **성기 헤르페스 바이러스 감염증** : 성기에 얕은 궤양, 수포성 병변, 동통, 배뇨곤란

- **첨규 콘딜로마 유두상 종양** : 외음부, 항문주위, 항문내, 요도구, 질, 자궁경부

- **매독**

  제1기 : 세균의 침범부위에 국소적으로 발생하는 무통성 궤양

  제2기 : 손바닥 · 발바닥에 적갈색에서 적동색의 습윤반, 몸통에서 시작되는 전신의 눈에 띄지 않는 담홍색반, 인두통, 탈모, 전신적인 림프절 종창 등

  제3기 : 감염 후 3년 이상 경과 시 결절성 매독진, 피하조직에 고무종

  제4기 : 대동맥염, 대동맥루, 척추로, 진행성 마비

- **성기 칸디다증**

  여성 : 외음과 질의 소양증, 성교통, 점성이 있는 백색의 질분비물 등

환자의 객관적 Data를 확인한다.

병원 미생물의 검출	DNA 증폭검사	기준치(음성)
매독혈청반응	STS법	기준치(음성)

환자의 위험인자 유무를 확인한다.

- **재감염인자**

  파트너가 치료하지 않은 경우

- **금기**

  - 당뇨병 : Gatifloxacin
  - 요도, 질내, 자궁경부, 직장, 항문 내 : Imiquimod cream
  - 전염성단핵증 : Amoxicillin
  - 임부, 소아 등 : Gatifloxacin
  - 임부, 소아 등(단, 탄저 등의 중증 질환에 한하여, 치료 시의 유익성을 고려 후 투여) : Levofloxacin
  - 임부, 소아(탄저, 콜레라에 한하여 치료상의 유익성을 고려하여 투여) : Tosufloxacin
  - 고빌리루빈혈증의 미숙아, 신생아 : Ceftriaxone

다른 약제의 영향과 약물상호작용의 유무를 확인한다.

- **병용금기**

  Clarithromycin ➜ Pimozide, Ergotamin+Caffeine+Isopropyl antipyrine, Dihydroergotamine mesilate

일반(비처방성)약 등의 복용상황을 확인한다.

- **OTC**

  한방약(규담사간탕 등)

- **건강기능식품**

  크렌베리 등

유해반응의 증상 발현을 확인한다.

- **항균제(공통)** : 아나필락시스양 증상(호흡곤란, 전신홍조, 담마진 등), 복통, 설사, 급성신부전, 경련 등

- Macrolide : QT 연장, 심실성 빈맥 등
- Tetracycline : 현기증, 광선과민증, 비타민 K 결핍증상, 비타민 B군 결핍증상 등
- New Quinolone : 저혈당 등

  Gatifloxacin

  * **경고** : 중증의 저혈당, 고혈당이 나타나는 경우가 있으므로 충분히 주의한다.
- Penicillin계, Cephem계 : 비타민 K 결핍증상[*1], 비타민 B군 결핍증상[*2] 등
- **항바이러스제** : 범혈구감소증, 무과립구증, 혈소판 감소, 의식장애, 섬망 등
- Imiquimod cream : 중증의 궤양, 미란, 홍반, 표피박리, 피부장애 등

  [*1] 비타민 K 결핍증상 : 저 Prothrombin 혈증, 출혈경향 등

  [*2] 비타민 B군 결핍증상 : 설염, 구내염, 식욕부진, 신경염 등

복약이행도를 확인한다.

- 자각증상 소실에 의한 복약불이행
- 외용약의 적정사용(사용방법, 횟수, 도포량, 부위 등)

약물치료에 관한 이해도를 확인한다.

- 약품명, 약효, 용법 및 용량, 복용상의 주의사항, 복용을 잊었을 경우의 대처요령 등

생활습관을 확인한다.

- **감염예방** 콘돔의 사용, 타올, 면도, 칫솔 등은 공용하지 않는다.
  하의, 침구는 청결한 것을 사용한다.
- **검사 실시** 자택에서 할 수 있는 성병(STD)검사

4 요로감염증(Urinary Tract Infection, UTI)

환자의 자각증상을 확인한다.

빈뇨, 배뇨통, 잔뇨감, 하복부불쾌감, 요혼탁, 혈뇨 등

* 신우신염, 전립선염, 부고환염에서는 상기증상에 더하여 발열

환자의 객관적 Data를 확인한다.

- **감염부위** 방광염, 요도염, 신우신염, 전립선염, 부고환염 등
- WBC (백혈구수) 기준치(3,300~9,000/μl)
- **적혈구 침강속도** 기준치(남성 2~10 mm/hr, 여성 3~15 mm/hr)
- CRP 기준치(0.30 mg/dl 이하)
- 요검사
  - 요침적(백혈구) 음성
  - 요침사(백혈구 원주) 음성
  - 요잠혈 음성
- **세균검사** 염증을 일으키는 균
- **약제감수성 시험** 약제명, 감수성
- **체온**
- Cr 기준치(남성 0.61~1.04 mg/dl, 여성 0.47~0.79 mg/dl)

환자의 위험인자 유무를 확인한다.

- **요로감염증의 원인**

  장시간의 배뇨 참기, 냉기, 과로, 성관계, 임신, 요도카테터 등

- **기왕력**

  전립선 비대, 신경성 방광, 요로결석, 전립선암, 당뇨병 등

- **치료력**

  항균제, 투여기간

- **경고**

  Gatifloxacin : 중증의 저혈당과 고혈당이 나타날 수가 있으므로 충분히 주의하여 투여한다. 특히, 이러한 유해반응은 당뇨병환자에서 많이 보고되고 있으므로 당뇨병 환자에는 투여를 피한다.

- **금기**

  - 본제의 성분에 의한 쇽의 기왕력 : 항균제 공통
  - 당뇨병환자 : Gatifloxacin
  - QT 연장 : Sparfloxacin
  - 임부 : New quinolone계 항균제
  - 소아 : New quinolone계 항균제

- **원칙금기**

  - 동일계열의 항균제 과민 기왕력 : Penicillin계, Cephem계 항균제

다른 약제의 영향과 약물상호작용의 유무를 확인한다.

- **방광염을 유발하는 약제** Tranilast, Cyclophosphamide 등
- **감염 위험을 높이는 약제** 부신피질스테로이드제, 항악성 종양제, 면역억제제 등
- **병용금기**

  Ciprofloxacin → Ketoprofen, Tizanidine
  Sparfloxacin → Disopyramide, Amiodarone
  Prulifloxacin → Flubiprofen

일반(비처방성)약 등의 복용상황을 확인한다.

- **일반(비처방성)약**

  비뇨기계 약제

- 건강기능식품

  크렌베리 등

유해반응의 증상 발현을 확인한다.

- **항균제(공통)** : 아나필락시스양 증상(호흡곤란, 전신홍조, 담마진), 복통, 설사, 급성신부전, 경련 등
- New Quinolone계 : 저혈당 등
- Gatifloxacin

  * 경고 : 중증의 저혈당, 고혈당이 나타날 수가 있으니 충분히 주의 한다.
- Cephem계 : 비타민 K 결핍증상[*1], 비타민 B군 결핍증상[*2] 등

  [*1] 비타민 K 결핍증상 : 저 Prothrombin 혈증, 출혈경향 등

  [*2] 비타민 B군 결핍증상 : 설염, 구내염, 식욕부진, 신경염 등
- **해열진통제** 스티븐스 존슨 증후군, 천식발작의 유발, 급성신부전, 졸음 등

복약이행도를 확인한다.

- 자각증상 소실에 의한 복약불이행

약물치료에 관한 이해도를 확인한다.

- 약품명, 약효, 용법 및 용량, 복용상의 주의사항, 복용을 잊었을 경우의 대처요령 등

생활습관을 확인한다.

- 안정, 보온
- 충분한 음수 요량의 확보
- 다빈도의 배뇨 배뇨를 참지 않는다.
- 음부의 청결유지

5 편도선염(Tonsillitis)

◘ 환자의 자각증상을 확인한다.

38℃ 이상의 고열, 인후통, 턱밑 및 목 임파절의 부종, 연하시 고도의 통증, 섭식불량, 개구 장애, 함축소리(입속에서 우물거리는 소리), 사경(목이 한쪽으로 기울어진 증상) 등

연간 편도염 이환 횟수의 확인 : 만성편도염(연간 3~4회 이상)

◘ 환자의 객관적 Data를 확인한다.

- **체온** 38℃ 이상
- WBC (백혈구 수) 기준치(3,300~9,000/㎕)
- **적혈구 침강속도** 기준치(남성 2~10 mm/hr, 여성 3~15 mm/hr)
- CRP 기준치(0.3 mg/dl 이하)
- **구강인후의 시진**
- ASO (Antistreptolysin O 항체) 기준치(성인 166 이하, 소아 250 이하)
- **세균검사** 염증을 일으키는 균
- **약제 감수성검사** 약제명, 감수성
- Cr 기준치(남성 0.61~1.04 mg/dl, 여성 0.47~0.79 mg/dl)

◘ 환자의 위험인자 유무를 확인한다.

- **편도염의 원인**

  스트레스, 다망, 수면부족, 과도한 음주, 흡연, 구강내 건조 등

- **기왕력** : 부비동염, 상기도염 등

- **만성 편도염을 일으키는 2차적 질환**

  IgA 신증, 류마티스열, 류마티스성 관절염, 심내막염, 수족의 화농성 피부염 등

- **치료력** : 항균제, 투여기간

- **경고**

Gatifloxacin : 중중의 저혈당이나 고혈당이 나타나기도 하므로 충분히 주의하며 특히, 당뇨병 환자에 많이 보이므로 당뇨병 환자에 투여를 피한다.

- **금기**

- 본제의 성분에 대한 쇼크의 기왕력 : 항균제 공통
- 전염성 단핵증 : 페니실린계 항균제 공통
- 본제 성분에 의한 황달 또는 간기능장애 기왕력 : Augmentin
- 당뇨병환자 : Gatifloxacin
- QT 연장 : Sparfloxacin
- 임부 : New quinolone계 항균제 공통
- 소아 : New quinolone계 항균제 공통

- **원칙금기**

- 동일 계열 항균제 과민증상 기왕력 : Penicillin계, Cephem계 항균제

다른 약제의 영향과 약물상호작용의 유무를 확인한다.

- **감염 위험을 높이는 약제**

부신피질스테로이드제, 항악성종양제, 면역억제제 등

- **병용금기**

Ciprofloxacin → Ketoprofen, Tizanidine
Sparfloxacin → Disopyramide, Amiodarone
Prulifloxacin → Flurbiprofen

일반(비처방성)약 등의 복용상황을 확인한다.

- **일반(비처방성)약**

종합감기약, 해열진통제, 양치질약, 구내정(troche), 드롭푸스, 비타민 C 함유제 등

- **건강기능식품**

비타민 C 등

유해반응의 증상 발현을 확인한다.

- **항균제(공통)** : 아나필락시스양 증상(호흡곤란, 전신조홍, 담마진등), 복통, 설사, 급성신부전, 경련 등
- **Penicillin계, Cephem계** : 비타민 K 결핍증상[*1], 비타민 B군 결핍증상[*2] 등

  [*1] 비타민 K 결핍증상 : 저 Prothrombin 혈증, 출혈경향 등

  [*2] 비타민 B군 결핍증상 : 설염, 구내염, 식욕부진, 신경염 등
- **New quinolone계** : 저혈당 등

  Gatifloxacin :

  * 경고 : 중증의 저혈당, 고혈당이 나타나기도 하기 때문에 충분히 주의한다.
- **해열진통제** : 스티븐슨 존슨 증후군, 천식발작의 유발, 급성신부전, 졸음 등

복약이행도를 확인한다.

- 자각증상소실에 의한 복약불이행

약물치료에 관한 이해도를 확인한다.

- 약품명, 약효, 용법 및 용량, 복용상의 주의사항, 복용을 잊었을 경우의 대처요령 등

생활습관을 확인한다.

- 영양과 수분공급 발열 시의 수분 보급, 자극이 없는 연하가 쉬운 음식 섭취
- 양치질, 손 씻기
- 수면부족, 피로, 스트레스의 경감
- 생활위험 자가조정
- 금주

6 표재성 피부 진균증(Superficial Dermatomycosis)

◇ 환자의 자각증상을 확인한다.

- **백선** : 가려움, 수포, 손톱이 흰색 또는 황색으로 탁해진다. 부러지기 쉬우며 발바닥의 비후 및 트고 갈라짐이 나타난다. 발가락 사이의 습진, 탈모 등
- **칸디다증** : 홍반, 미란, 백태(구강 칸디다증) 등
- **어루러기** : 갈색반, 탈색소반, 가려움 등

부위의 확인 : 발, 손톱, 체부, 고부, 손, 유방하, 구강내 등

◇ 환자의 객관적 Data를 확인한다.

- **병원균의 검출**

KOH 현미경검사	기준치(음성)
배양	기준치(음성)

◇ 환자의 위험인자 유무를 확인한다.

- **피부진균증의 위험인자**

고령, 동거가족력, 애완동물, 격투기선수, 비만 등

- **기왕력**

당뇨병, AIDS, 혈액질환 등

- **금기**

- 중증의 간질환의 현증, 기왕력 : Itraconazole
- 중증의 간장애, 범혈구감소, 무과립구증, 혈소판 감소 : Terbinafine
- 임부 : Itraconazole, Miconazole

◇ 다른 약제의 영향과 약물상호작용의 유무를 확인한다.

- **피부진균증을 유발할 가능성이 있는 약제** : 스테로이드 외용약 등

- **병용금기**

  Itraconazole → Pimozide, Quinidine, Bepridil, Triazolam, Simvastatin, Azelnidipine, Nisoldipine, Dihydroergotamine mesilate, Vardenafil, Eplerenone, Blonaserine, Sildenafil

  Miconazole → Pimozide, Quinidine, Triazolam, Azelnidipine, Nisoldipine, Dihydroergotamine

일반(비처방성)약 등의 복용상황을 확인한다.

- **일반(비처방성)약**

  무좀 · 백선용 약

  제형 : 크림, 연고, 젤, 분말, 스프레이, 요소함유 제제

유해반응의 증상 발현을 확인한다.

- **Itraconazole** : 간장애, 위불쾌감, 부종, 저칼륨혈증 등
- **Terbinafine** : 중증의 간장애, 범혈구 감소, 위부불쾌감, 설사, 현훈, 발진, 미각이상 등

  * 경고 : 중증의 간장애 및 범혈구 감소, 무과립구증, 혈소판 감소에 의한 사망예가 보고됨. 투여 전~투여 중에는 정기적으로 간기능검사 및 혈액검사를 실시한다.
- **Miconazole** : 졸음, 메스꺼움, 구강내 동통, 간기능이상 등
- **항진균제 외용약** : 접촉성 피부염, 소양감, 발적 등

복약이행도를 확인한다.

- 식사 후, 공복 시 복용약의 복약불이행
- 주기적으로 복용하는 약의 복약불이행
- 조갑백선의 경우 항진균약의 장기복용
- 구강 칸디다증, 식도 칸디다증 경우의 적정한 복용
- 외용약의 적정 사용(횟수, 도포량, 부위 등)

약물치료에 관한 이해도를 확인한다.

- 약품명, 약효, 용법 및 용량, 복용상의 주의사항, 복용을 잊었을 경우의 대처요령 등

생활습관을 확인한다.

- **감염원의 회피** 신발을 공유하지 않는다. 목욕탕의 매트를 자주 교환한다.
- **환부의 청결과 건조**
- **통기성** 양말은 면 종류의 흡습성과 통기성이 좋은 것을 사용한다.

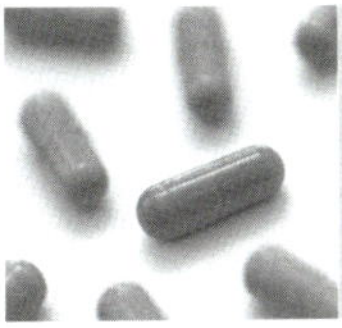

15. 악성종양

1 유방암(Breast Cancer)

◇ 환자의 자각증상을 확인한다.

유방의 종양, 유방피부의 변화(발적, 유두로부터 혈성분비물, 유두의 소양감, 미란, 가슴 밑의 임파종 등, 멍울)

◇ 환자의 객관적 Data를 확인한다.

- Mammography
- **침생검**
- **병기분류(TNM분류)**
- CEA 기준치(5.0 ng/ml 이하)
- CA 15-3 기준치(27.0 U/ml 이하)
- ER (estrogen receptor) 기준치(음성)
- PgR (progesterone receptor) 기준치(음성)
- HER2 (**인체 상피증식인자 수용체** 2형) 기준치(음성)

◇ 환자의 위험인자 유무를 확인한다.

- **암의 위험인자**

  미혼, 초산연령 30세 이상, 초경연령 11세 이하, 폐경연령 55세 이상, 비만, 유방암의 가족력, 고지방, 고단백식사, 음주 등

- **금기**

  - 혈전증을 일으킬 염려가 높은 환자(수술 후 1주 이내, 뇌경색, 심근경색, 혈전정맥염

등의 혈전성질환 또는 기왕력, 동맥경화증, 심장판막증, 심방세동, 심내막염, 중증의 심부전 등의 심질환), 진단 미확인의 성기출혈, 요로출혈, 유방병변, 중증의 간장애, 고칼륨혈증 : 황체 호르몬약

- 임부 : 항 에스트로겐약, LH-RH agonist, Aromatase inhibitor, 황체호르몬제
- 수유부 : Toremifen, LH-RH agonist, Aromatase inhibitor

● **원칙금기**

- 중증 심장애 : Trastuzumab

◘ 다른 약제의 영향과 약물상호작용의 유무를 확인한다.

● **유방암 환자에 대한 투여금기**

➜ 난포 호르몬약(Estradem (estradiol transdermal system), estradiol benzoate, estriol, ethinyl estradiol, conjugated estrogen)

➜ 난포, 황체 호르몬 복합체

● **병용금기**

Medroxyprogesterone acetate ➜ 호르몬약(황체 호르몬약, 난포 호르몬약, 부신피질 호르몬약 등)

◘ 일반(비처방성)약과 건강보조식품 등의 복용상황을 확인한다.

● **건강기능식품**

대두 인후라본(여성 호르몬 구성성분) 등

◘ 유해반응의 증상 발현을 확인한다.

● **항에스토로겐약(tamoxifen, toremifen)(공통)**

무월경, 월경이상, 오심, 구토, 식욕부진, 홍조, 성기출혈, 시력이상, 자궁암, 자궁막의 증식 등

● **Aromatase inhibitor (anastrozole, exemestane, letrozole) (공통)**

관절통, 골절, 골다공증, 안면홍조, 간기능장애 등

- Fadrozole : 고칼륨혈증, 메스꺼움 등
- Letrozole : 피로, 현훈, 동계, 협심증, 혈전증 등

- **LH-RH agonist (leuprolide 주사 3.75, SR 주사 11.25, 졸라덱스 3.6 mg 데포) (공통)**

  부정성기출혈(투여초기), 갱년기 장애양 증상, 탈모, 골염량감소 등

  * 갱년기 장애양 증상 : 두부열감, 안면홍조, 불면, 우울증, 성교통 등

- **황체호르몬약**(medroxyprogesterone acetate)

  혈전증, 체중증가, 부종, 만월양 얼굴, 시력장애, 자궁출혈, 월경이상, 내당능이상, 현기증 등

  * 경고 : 중증의 동정맥 혈전증이 발현하여 사망하는 예가 보고되고 있다.

- Monoclonal Antibody (trastuzumab 주사)

  발열, 오한, 메스꺼움, 구토, 동통, 두통, 기침, 현훈, 발진, 무력증(초회투여 개시 후 24시간 이내), 심부전(호흡곤란, 기좌호흡, 기침증가 등), 간질성 폐렴, 백혈구, 호중구감소, 간장애, 신장애 등

  * 경고 : 심부전 등 중증의 심장애가 나타나 사망한 예가 보고됨. 반드시 투여개시 전에는 심기능을 확인하고, 투여 중에는 적절한 심기능검사(심초음파 등)을 실시한다. 투여 중, 투여개시 후 24시간 이내에 많이 나타나는 infusion reaction 가운데, 아나필락시스양 증상, 폐장애 등의 중증의 유해반응이 나타나 사망한 예가 보고되고 있다.

복약이행도를 확인한다.

- 호르몬약의 장기복용에 의한 복약이행도

약물치료에 관한 이해도를 확인한다.

- 약품명, 약효, 용법 및 용량, 복용상의 주의사항, 복용을 잊었을 경우의 대처요령 등

생활습관을 확인한다.

- 자가검진
- 저지방식
- 금주

2 백혈병(Leukemia)

◆ 환자의 자각증상을 확인한다.

- **급성백혈병** 빈혈증상(권태감, 현기증, 동계, 숨막힘, 두통 등), 발열, 출혈 경향, 다한, 구토, 뼈통증, 식욕감퇴, 체중감소, 복통 등
- **만성백혈병** 임파절의 종창, 피로, 식욕감퇴, 체중감소, 운동 시의 숨막힘, 비장종대에 의한 복부팽만감 등

  * 초기에는 자각증상이 없는 경우가 많다.

◆ 환자의 객관적 Data를 확인한다.

- RBC 기준치(남성 435~570 × 10,000/μl, 여성 375~500 × 10,000 /μl)
- Hb 기준치(남성 13.5~17.6 g/dl, 여성 11.3~15.2 g/dl)
- Ht 기준치(남성 39.8~51.0%, 여성 33.4~44.9%)
- WBC 기준치(3,300~9,000 /μl)
- PLT 기준치(15~35 × 10,000 /μl)
- **백혈구 분획**

  호중구 기준치(백혈구 수의 40~60%, 1,320~5,400 /μl)

  골수아구 기준치(0%)
- **골수천자**

  골수아구 백혈병(20% 이상)

  유핵세포수 기준치(10~25만/μl)

  Peroxidase 염색 양성아구

  급성 골수성 백혈병(양성율 3% 이상), 급성 임파구성 백혈병(양성율 3% 미만)
- **TdT 양성세포(말초혈액)**

  기준치(0.5% 이하), 급성 임파구성 백혈병, 만성 골수성 백혈병(높은 수치)
- **세포유전자학적 분석**

  필라델피아 염색체 · BCR-ABL 유전자 기준치(음성)

- LDH 기준치(120~240 IU/L)
- Uric acid 기준치(남성 3.8~7.0 mg/dl, 여성 2.5~7.0 mg/dl)

◇ 환자의 위험인자 유무를 확인한다.

- **백혈병의 위험인자**

  선천적 : Fanconi syndrome 빈혈, 다운증후군, Bloom 증후군 등

  후천적 : 방사선, 화학물질(벤젠, 톨루엔), 바이러스(HTLV-1, EBV 등)

- **경고**

  Tretinoin : 최기형성이 있으므로 임신 또는 임신할 가능성이 있는 부인에게는 투여하지 말것

- **금기**

  - 간장애, 신장애, 비타민 A 과잉증 : Tretinoin
  - 임부 : Imatinib, Tretinoin

- **원칙금기**

  - 임신 가능성 : Tretinoin

◇ 다른 약제의 영향과 약물상호작용의 유무를 확인한다.

- **백혈병을 일으킬 가능성이 있는 약제**

  항악성 종양제 등

- **병용금기**

  Tretinoin → 비타민 A 제제(retinol palmitate)

◇ 일반(비처방성)약 등의 복용상황을 확인한다.

- **일반(비처방성)약**

  Acetaminophen 함유약

- **건강기능식품**

  St. John' s wort 함유 제제, Agaricus 등의 버섯류, 키토산, 프로폴리스 등

유해반응의 증상 발현을 확인한다.

- **항악성 종양제(공통)**

  골수억제, 오심, 구토, 구내염, 과민증, 탈모, 신장애, 간장애 등

  Imatinib : 부종(체액저류), 오심, 구토, 간질성 폐렴 등

  Tretinoin : Retinoic acid 증후군(발열, 호흡곤란, 저산소혈증, 저혈당, 다장기부전 등), 피부건조, TG상승 등

  * 경고 : Retinoic acid 증후군 등의 유해반응이 발현하여 중독 증상이 나타날 수 있다.

복약이행도를 확인한다.

- Imatinib : 식후에 1컵의 물(200 ml)로 복용한다.

약물치료에 관한 이해도를 확인한다.

- 약품명, 약효, 용법 및 용량, 복용상의 주의사항, 복용을 잊었을 경우의 대처요령 등

생활습관을 확인한다.

- **감염증 예방** 손씻기, 가글, 식후의 양치질, 입욕 또는 샤워 등
- **출혈방지** 낙상 · 외상 · 타박상에 주의, 부드러운 칫솔을 사용하며 수염 면도에 주의한다. 배변 시에는 힘을 쓰지 않는다.
- **빈혈대책** 천천히 동작개시, 두근거리거나 숨막히지 않는 범위 내에서의 보행을 한다.

3 암성 통증(Cancer Pain)

◘ 환자의 자각증상을 확인한다.

통증의 부위와 범위의 확인, 통증의 정도 확인, 통증의 종류 확인, 통증이 일어나는 시간의 확인, 야간수면 상황 등

◘ 환자의 객관적 Data를 확인한다.

- Face scale : 얼굴 표정으로 통증의 정도를 평가(5~10 단계)한다.
- **VAS (시각적) 아날로그 스케일** : '전혀 통증이 없다' 부터 '매우 심한 통증' 을 일직선상에 놓고 현재의 통증이 어느 위치에 해당하는 통증인지를 평가한다.
- NRS (**수치평가 스케일**) : 0~10의 수치로 통증의 정도를 평가한다.

◘ 환자의 위험인자 유무를 확인한다.

- **통증의 원인**

  암 자체에 의한 통증

  암에 관련된 통증 : 근의 연축, 임파의 부종, 욕창 등

  암 치료와 관련하여 발생하는 통증 : 수술반흔의 만성적 통증, 화학요법에 기인한 구내염 등에 의한 통증 등

  발병한 암 이외의 질환에 의한 통증 : 변형성 척추증, 골관절염 등

- **금기**

  - 중증의 호흡억제 : Fentanyl patch를 제외한 마약성 진통제
  - 만성폐질환에 속발하는 심부전, 경련상태, 급성알콜중독
    : Morphine, Oxycodone, Codeine, Pethidine
  - 기관지천식 발작 중, 아편알카로이드 과민증, 출혈성 대장염
    : Morphine, Oxycodone, Codeine
  - 중증의 간장애 : Morphine, Buprenorphine, Pethidine, Codeine
  - 만성폐쇄성 폐질환, 마비성 장폐색 : Oxycodone

- 두부외상, 두개내압상승 : Pentazocine, Buprenorphine
- 전신상태의 현저한 악화 : Pentazocine
- 폐기능장애, 뇌병변으로 의식혼탁의 공포, 직장염, 직장출혈, 현저한 치질 : Buprenorphine
- 임부 : Buprenorphine

- **원칙금기**
  - 세균성 설사 : Morphine, Oxycodone, Codeine

다른 약제의 영향과 약물상호작용의 유무를 확인한다.

- **병용금기**

  Pethidine → MAO 저해제

일반(비처방성)약 등의 복용상황을 확인한다.

- **일반(비처방성)약**

  변비약, 자양강장제 등

- **건강기능식품**

  Agaricus, 상황버섯, Lycopene, 카테킨 등

유해반응의 증상 발현을 확인한다.

- **Opioid (공통)** : 구토, 메스꺼움, 변비, 졸음 · 경면, 환각, 착란, 섬망, 호흡억제, 배뇨곤란, 발한, 소양감, 현기증, Myoclonus 등
- **유해반응에 대한 대책**
  - 메스꺼움, 구토 : Haloperidol, Prochlorperazine, Diphenhydramine + Diprophylline, Metoclopramide, Domperidone
  - 변비 : 완하약 등
  - 졸음 · 경면 : Opioid 감량, Opioid 변경, Methylphenidate
  - 환각 · 착란 · 섬망 : Haloperidol, Risperidone, Opioid 변경

- 호흡억제 : Naloxone
- 배뇨장애 : Bethanechol, Distigmine, Tamsulosin D 등
- 발한 : Opioid 감량, Opioid 변경 등
- 소양감 : 항히스타민제, Opioid 변경
- 간대성 근경련 : Clonazepam, Opioid 변경 등

복약이행도를 확인한다.

- 투여경로의 선택(경구투여 가능 여부 확인, 제형, 패취제 · 좌약으로의 변경 고려)
- 정해진 시간에 복용

약물치료에 관한 이해도를 확인한다.

- 약품명, 약효, 용법 및 용량, 복용상의 주의사항, 복용을 잊었을 경우의 대처요령 등

생활습관을 확인한다.

- **균형있는 영양 식사(증상에 맞는 식사하기)**
  간식, 자극성이 적은 음식, 생선지방과 냄새가 적은 음식 등
- **휴식**
  적량의 알코올, 편리한 주거환경, 음악, 외출

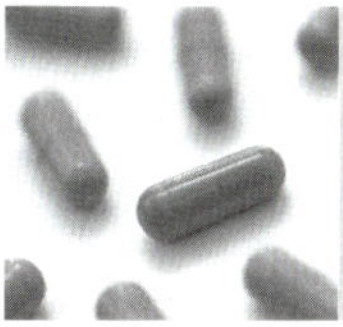

16. 기타

1 자궁내막증(Endometriosis)

◘ 환자의 자각증상을 확인한다.

월경마다 증가하는 하복부통, 요통, 월경과다, 월경 시 이외의 하복부통, 성교통, 불임, 배변통, 월경 시의 메스꺼움, 구토 등

◘ 환자의 객관적 Data를 확인한다.

- 조직검사
- 내진
- 직장검사
- 경질초음파검사
- MRI
- 질강경검사
- CA-125 기준치(35.0 U/ml 이하)

◘ 환자의 위험인자 유무를 확인한다.

- 경고

  Danazol : 혈전증을 일으킬 염려가 있다.

- 금기

  - 진단되지 않는 이상성기출혈, 임부

: Ethinylestradiol norethisterone 복합정, GnRH agonist, Danazol, Dienogest

- 수유부 : Ethinylestradiol norethisterone 복합정, GnRH agonist, Danazol
- 중증의 간장애 : Ethinylestradiol norethisterone 복합정, Danazol, Dihydrogesterone
- 에스트로겐 의존성 종양, 혈전성 정맥염, 폐색전증, 뇌혈관장애, 관동맥질환 또는 기왕력, 35세 이상의 성인 중 1일 15개피 이상의 흡연자, 전조를 반하는 편두통, 폐고혈압 기왕력 또는 방세동합병의 심판막증, 아급성세균성 심내막염의 기왕력이 있는 심장판막증, 혈관병변을 수반하는 당뇨병, 혈전성소인, 항인지질항체증후군, 수술 전 4주 이내, 수술 후 2주 이내, 산후 4주 이내 및 장기간 안정상태, 간종양, 지질대사이상, 고혈압, 이경화증, 임신 중에 황달과 지속성 소양증 또는 임신 헤르페스 기왕력, 사춘기 전 : Ethinylestradiol norethisterone 복합정
- 간질환 : Danazol, Dydrogesterone
- 혈전증 기왕력, ATIII 등 응고제어인자의 결핍 또는 감소, 중증의 심질환, 신장질환, 포르피린증, 안드로젠 의존성 종양 : Danazol

다른 약제의 영향과 약물상호작용의 유무를 확인한다.

- **자궁내막증 환자에 대한 투여금기** ➜ Estradiol valerate

일반(비처방성)약 등의 복용상황을 확인한다.

- **일반(비처방성)약**

진통제

한방약 : 계지복령환, 가미소요산, 당귀작약산 등

유해반응의 증상 발현을 확인한다.

- Ethinylestradiol norethisterone **복합정** : 오심, 유방 긴장감(투여 3개월이내), 두통, 유방통, 혈전증[*1] 등
- GnRH agonist (leuprorelin, goserelin, buserelin, nafarelin)**(공통)**

부정성기출혈(투여초기), 갱년기 장애양증상[*2], 탈모, 골염량 감소 등

- Danazol : 간기능장애, 혈전증[*1], 체중증가, 탈모, 목쉼, 좌창 등
- Dienogest : 부정성기출혈, 갱년기장애양증상[*2], 오심 등
- Dydrogesterone : 오심, 식욕부진, 부종, 체중증가, 간기능장애 등

[*1] 혈전증 : 하지의 동통, 부종, 돌연한 호흡곤란, 흉통, 격렬한 두통, 급성시력장애, 구토, 현기증 등

[*2] 갱년기장애양증상 : 상기, 안면홍조, 불면, 우울, 성교통 등

복약이행도를 확인한다.

- 매일 일정시간에 복용할 필요성이 있는 약제의 복약이행도
- 복약개시일이 특별한 약제의 준수상황
- 휴약기간이 있는 약제의 복약불이행
- 점비제의 사용방법 습득

약물치료에 관한 이해도를 확인한다.

- 약품명, 약효, 용법 및 용량, 복용상의 주의사항, 복용을 잊었을 경우의 대처요령 등

생활습관을 확인한다.

- 금연
- 냉기의 예방
- 균형있는 영양 식사
- 치료 후의 정기적인 검진